フレイル対策シリーズ ③

呼吸器系と健康長寿・フレイル対策

監修 | 葛谷 雅文
　　　 楽木 宏実
編集 | 海老原 覚

先端医学社

シリーズ発刊に寄せて

　健康で長寿を達成するために，若い時からの健康管理，定期的な医療機関の受診，健康志向の高い食品の摂取や運動など，さまざまなことが考えられ，それぞれに重要である．高齢に至ってからはとくにフレイル対策が重要であり，国を挙げて推進すべき課題でもある．本シリーズは，健康長寿を達成するために，またフレイル対策を推進するために，個人の努力に加え，医療関係者や介護関係者が多職種協働して対策することを願って企画したものである．POINT と図表だけで概要が理解できるような工夫や平易な表現を心がけた．本シリーズの基本編で全体像を把握いただき，今後順次発行予定のシリーズ各論で理解をより深めていただきたい．健康長寿に興味のある一般の方や学生を含めて幅広い方々に読んでいただき，ご自身のために，患者さんのために，国民のために，日本の将来構築のために活かしてもらえれば幸いである．

監修　葛谷　雅文　楽木　宏実

序文

　多くの呼吸器疾患に共通した症状の代表は，息切れ・呼吸困難である．これらは通常労作時に増悪し，それがゆえに労作を好まなくなり，生活不活発となり廃用となる．この廃用となるまでの時間が高齢になればなるほど短く，ちょっと不活発であっというまに廃用となっていく．したがって，呼吸器疾患の健康長寿・フレイル対策はいかに患者の身体活動を維持向上させるかにかかっている．これまでの医療は，寿命の延長に主眼をおいてきた医療である．つまり，Adding Years to Life をおこなう医療であったといえる．しかし，超高齢社会における医療は，寿命の延長だけを目指すのでは弊害が目立つようになり，QOL の充実，Adding Life to Years も重要となっている．超高齢社会における呼吸器診療は，患者の身体活動・社会活動を維持推進することにより，生命予後を改善し，QOL も改善を目指す医療となろう．Adding Life to Years and Years to Life が超高齢社会の診療目標になるかと思われる．

2020 年 1 月
編集　海老原　覚

CONTENTS

PART 5　地域で支える取り組み・連携

● 協力いただいたコメント者（多職種の視点）

中島　早智　ふくろうクリニック等々力　看護師
加藤龍太郎　山王病院栄養室　管理栄養士
林　　良幸　杏林大学病院リハビリテーション室　言語聴覚士
尾池　泰典　石巻赤十字病院検査部　臨床検査技師
今井　典子　東京都健康長寿医療センター　看護師
鈴村　彰太　国立長寿医療研究センターリハビリテーション科部　作業療法士
横田　直子　いきいきクリニック　理学療法士
渋谷　理恵　森山リハビリテーションクリニック　言語聴覚士

執 筆 者 一 覧

▌ 監修

葛谷　雅文　名古屋大学大学院医学系研究科地域在宅医療学・老年科学 教授
楽木　宏実　大阪大学大学院医学系研究科老年・総合内科学 教授

▌ 編集

海老原　覚　東邦大学大学院医学研究科リハビリテーション医学 教授

▌ 執筆者（掲載順）

長瀬　隆英　東京大学大学院医学系研究科呼吸器内科学 教授
中山　勝敏　秋田大学大学院医学系研究科呼吸器内科学 教授
海老原　覚　東邦大学大学院医学研究科リハビリテーション医学 教授
小林　誠一　石巻赤十字病院呼吸器内科 部長
山口　泰弘　自治医科大学附属さいたま医療センター呼吸器内科 教授
高井雄二郎　東邦大学医学部内科学講座呼吸器内科学分野（大森）准教授
須藤　英一　医療法人財団順和会山王病院呼吸器センター 内科副部長
坂本　　晋　東邦大学医学部内科学講座呼吸器内科学分野（大森）准教授
海老原孝枝　杏林大学医学部高齢医学教室 准教授
矢満田慎介　仙台厚生病院呼吸器センター呼吸器内科 主任医長
岡崎　達馬　東北大学病院肢体不自由リハビリテーション科 講師
山本　　寛　東京都健康長寿医療センター呼吸器内科 部長
東本　有司　近畿大学医学部リハビリテーション医学教室 教授
千田　一嘉　国立長寿医療研究センター治験・臨床研究推進センター 臨床研究企画室長
石井　正紀　東京大学医学部附属病院老年病科 講師
山谷　睦雄　東北大学大学院医学系研究科先進感染症予防学寄附講座 教授
木村江理香　東北大学病院薬剤部
武知由佳子　いきいきクリニック 院長
和田　真一　医療法人社団あおい會森山リハビリテーションクリニック 院長
高橋　純子　石巻赤十字病院看護部 看護部長
折茂賢一郎　医療法人社団景翠会金沢病院内科 副院長

PART **1**

呼吸器系と
加齢変化

1 | 呼吸器系の仕組みと加齢変化

　呼吸器系は肺・気管支・胸壁など呼吸にかかわる臓器・器官より構成される. 呼吸器系のもつ生理学的な存在意義は, ガス交換による酸素化およびホメオスターシス維持にある. 肺は容積としては「人体最大の臓器」であり, 「気相・液相・固相のすべてが密接にかかわる場」, という特徴がある. そのためか肺・気管支を構成する細胞成分は約40種類以上と極めて多岐にわたり, その複雑さがまた, 感染・免疫・アレルギー・腫瘍など多彩な疾患が発症する素地ともなっているらしい. 呼吸器系はこのように極めて広範な分野にかかわる構造・システムより成立している. したがって, フレイル対策をおこなうためには, 呼吸器系の構造, 機能そして対象疾患を理解する必要がある.

▌▌ 構造と機能の概要

　気道は上気道（鼻・口腔, 咽頭）, 喉頭, 気管以下の下気道から肺胞までの経路よりなっている. 気道分岐はほぼ2分岐をくり返し, 肺胞囊領域を23次元とする. 肺胞においては, 肺胞壁を介して肺毛細血管を流れる赤血球・血漿と肺胞腔内ガスの交換がおこなわれる. このガス交換は, ガス分圧較差による拡散によっておこなわれる. したがって, 酸素・二酸化炭素のガス交換がおこなわれるためには, つねにガス分圧較差が存在することが必須である. 呼吸運動とは, このガス分圧較差を生じさせるための運動といえる.

▌▌ 高齢者における呼吸器系の特徴

　フレイル対策の対象となる疾患（慢性閉塞性肺疾患：COPDなど）の患者には高齢者が多い. そこで, 高齢者における呼吸器系の特徴について述べ

る．高齢者においては，多臓器にわたる生理的機能低下のため恒常性維持能力（ホメオスターシス）が低下している．老化は加齢による進行性の機能喪失と定義されており，全身臓器における生理機能は加齢とともに低下する．なかでも呼吸器は加齢・老化による影響を最も顕著に呈する臓器の一つであり，呼吸機能は加齢により直線的に低下するとされる．その原因としては，以下の要点があげられる．

1) 呼吸器は出生直後より絶えず外気と接触しており，有害・汚染物質に曝されるリスクが高い．
2) 呼吸運動はオシレーションという物理的負荷と考えられ，それによって構造的変化・変性が生ずる．
3) 呼吸器を支配する中枢神経系が，加齢の影響を受ける．

　また，安静時肺機能と加齢の関係を規定する主要な要素として，①呼吸筋の筋力低下，②胸壁の硬化，③肺弾性収縮力の低下などがあげられる．

①**呼吸筋の筋力低下**：換気に関与する呼吸筋（横隔膜，肋間筋）は，加齢・老化とともに筋力が低下する．したがって，吸気時最大口腔内圧および呼気時最大口腔内圧は加齢とともに減少する．

②**胸壁の硬化**：胸壁コンプライアンスも，老化とともに低下する．これは，肋軟骨石灰化などの影響により胸壁が硬化するためとされる．

③**肺弾性収縮力の低下**：肺弾性収縮力（elastic recoil）は，肺の圧量曲線の形状が指標となる．肺弾性収縮力が加齢により低下する原因としては，肺胞壁（alveolar wall），間質（parenchyma）における弾性組織（elastic tissue）の変性・減少，肺胞導管（alveolar duct）の拡張，肺胞孔（Kohn's pore）の増加，などが指摘されている．これらの所見は，いわゆる「老人肺」に合致するものであり，肺の構造変化が機能に影響しているといえよう．

　換気機能において最も重要な検査項目である動脈血ガス分析では，加齢・

POINT
● 肺は容積としては人体最大の臓器であり，気相・液相・固相のすべてが密接にかかわる場，という特徴がある．

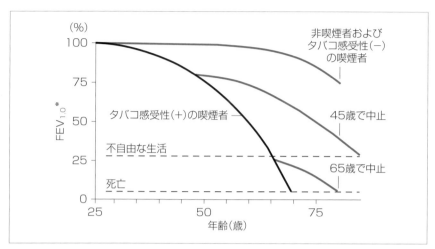

図❶　加齢および喫煙と気流閉塞
*25歳時のFEV$_{1.0}$を100とした%

老化による動脈血酸素分圧PaO$_2$の低下が認められる．このPaO$_2$の低下はほぼ直線的であることが知られている．肺拡散能も加齢に伴い低下を示す．なお，PaCO$_2$やpHは，加齢・老化による影響はほとんど認められない．呼吸機能検査では，スパイログラムにおいて肺活量（vital capacity），1秒量（forced expiratory volume in one second：FEV$_{1.0}$），1秒率FEV$_{1.0}$%が加齢により低下する．最大呼気流量（maximal expiratory flow：MEF）も加齢により減少するが，その主要な原因が肺弾性収縮力低下であることが報告されている．

　また肺気量分画では，残気量（residual volume：RV），機能的残気量（functional residual capacity：FRC）が加齢により増加するが，全肺気量（total lung capacity：TLC）はあまり変わらないとされている．これは，吸気予備量（inspiratory reserve volume：IRV），呼気予備量（expiratory reserve volume：ERV）が減少するため，結果的に，全肺気量が若年者と同等になるからである．なお，残気率（RV／TLC）は，上記の理由により加齢とともに増加する．なお1秒量を指標とする呼吸機能は，25歳前後をピークとして加齢とともに低下していくが，その減少の程度は比較的小さいため，健常人では高齢であっても息切れなどの障害は生じにくい．一方，COPDもしくはCOPDリス

ク群では，若年より1秒量が急速に低下していく（図❶）．そこで，健常人での1秒量予測パターンとの比較により，実年齢に対する肺年齢が算出される．肺年齢はCOPDリスク群もしくはCOPDの早期発見に応用が可能であり，また，禁煙への動機づけとしても活用が期待される．

　高齢者では若年者と比較して睡眠時に無呼吸が生じやすく，いびきの頻度も高くなる．低換気および過換気をくり返すCheyne-Stokes呼吸のような周期性呼吸もまた，加齢に伴い増加する．

　これらの原因としては，①呼吸中枢が容易に不安定化すること，②脳幹部の睡眠中枢の老化，③化学受容体の反応性の低下，④上気道の支持筋力の低下などがあげられる．また，高齢者において睡眠呼吸障害の増加する理由としては，上記の生体内要因とともに，飲酒や睡眠薬の服用に伴う影響もあげられる．そのため，高齢者の睡眠呼吸障害を診断するにあたっては，まずリスクの排除など十分に個々の症例において検討することが必須である．また，高齢者における嚥下性肺炎では，夜間のmicroaspirationが重要な要因とされているため，嚥下機能からの評価も必要である．

（長瀬 隆英）

POINT
- 高齢者の呼吸機能は，「呼吸筋の筋力低下」「胸壁の硬化」「肺弾性収縮力の低下」などのいくつかの要因によって低下する．

2 高齢期に注意したい呼吸器障害

ここでは高齢者においてしばしば遭遇し，生活の制限や生命予後に重要となりうる呼吸器疾患について解説する．慢性閉塞性肺疾患(COPD)，肺がん，高齢者肺炎，喘息を取り上げ，疫学，分類，臨床的特徴，合併症などについて記述する．

▌▌▌ 慢性閉塞性肺疾患（COPD）[1]

COPD は，主に喫煙を契機として，肺胞の破壊（気腫性病変）や末梢気道壁の肥厚（末梢気道病変）が起こり，可逆性に乏しい閉塞性換気障害を呈する．病態の進行により肺胞低換気から II 型呼吸不全となる．喫煙者の約 20 ％が疾患感受性を有していると考えられる．COPD の病型としては気腫性病変が優位の気腫型と末梢気道病変が優位の非気腫型があり，病期としては気流閉塞の程度により I ～IV 期までに分類される（表❶）．

COPD は緩徐進行性で高齢者ほど罹患者が多く，年代別 COPD 死亡者割合では 80 歳台が死亡者の半数以上を占めている．わが国の推定患者数は 500 万人以上であるが，実際に診療されている患者は 20 万人台とされる．この乖離には，主症状が咳嗽・喀痰・労作時の息切れと非特異的であることと，確定診断に肺機能検査を要するため，診断を見逃されている可能性がある．社会的な啓発と，確定診断のための専門医療機関と一般内科医との医療連携の充実が求められる．予後としては，呼吸不全の進行のほか，感染を契機とした急性増悪，肺がんの合併などに注意が必要である．

▌▌▌ 肺がん[2]

悪性腫瘍は男女とも死因別死亡率の第 1 位であり，そのなかでも肺がんは

表❶ COPD の病期分類

	病期	定義
Ⅰ期	軽度の気流閉塞	%FEV$_1$≧80%
Ⅱ期	中等度の気流閉塞	50%≦%FEV$_1$<80%
Ⅲ期	高度の気流閉塞	30%≦%FEV$_1$<50%
Ⅳ期	きわめて高度の気流閉塞	%FEV$_1$<30%

気管支拡張薬投与後の FEV$_1$/FVC 70％未満が必須条件

男性で第 1 位，女性で第 2 位を占める．肺がんの発症は 50 歳以上で急激に増加し，75 歳以上の割合が全肺がんの約 50％に上る．肺がんの症状は，初期にはほとんど認めず検診発見が多いが，進行すると咳嗽，血痰，呼吸困難，胸痛などの呼吸器症状が出現する．肺がんのリスク因子としては喫煙（受動喫煙を含む），アスベスト曝露，PM2.5 などがあげられている．

　肺がんは病理学的に小細胞肺がんとそれ以外の非小細胞肺がん（腺がん，扁平上皮がん，大細胞がんなど）に分類される．各組織型の頻度は，小細胞肺がん：15％，腺がん：50％，扁平上皮がん：30％，大細胞がん：5％程度である．小細胞肺がんはとくに増殖速度が速く，早期にリンパ節転移や遠隔転移を認める悪性度の高いがんであるが，放射線や薬物療法に対する感受性が高い．また，主に腺がんでドライバー遺伝子変異（*EGFR*, *ALK*, *ROS1* など）の存在が明らかとなり，それらを標的とした分子標的治療が開発されている．さらに近年，免疫チェックポイント阻害薬が開発され，進行非小細胞肺がんドライバー遺伝子変異陰性の症例では，PD–L1 の発現量，治療ライン数によって使用が推奨されている．一方，肺がんの病期は，T（原発腫瘍の進行度），N（所属リンパ節転移），M（遠隔転移）について評価する TNM 分類が用いられる．それにより治療の選択がおこなわれ，小細胞肺がんⅠA 期，非小細胞肺がんⅢA 期までは手術適応が考慮されうる．したがって，肺がんの治療を進めるためには，病理診断と病期診断が不可欠である．すなわち，気管支鏡検査，CT 下肺生検，外科的肺生検などにより病理診断をおこない，造影 CT，頭部 MRI，骨シンチ，PET などにより病期診断をおこなう．さらに

患者の全身状態（PS）や希望を考慮したうえで治療方針を決定する．近年では条件によっては生存期間も5年を目指すことが可能であり，さらに新規抗がん剤の開発も期待されている．

▌▌▌ 高齢者肺炎[3]

　肺炎は死因別死亡率で第3位を占める．さらに肺炎死亡率を年齢別でみると加齢により急激に増加し，とくに65歳以上の高齢者が全体の96％と極めて高い．肺炎の症状としては発熱，咳嗽，膿性痰，息切れがあげられるが，高齢者肺炎の場合，明確な呼吸器症状を呈さず食欲低下，失禁，活動性低下などの場合があることに注意する．上記症状がみられ，呼吸数増加やSpO_2低下があり，胸部聴診でcoarse cracklesが聴取されれば，肺炎を疑い胸部X線検査や血液検査を施行する．また高齢者肺炎のなかではとくにADLや全身機能の低下，脳血管障害でみられる嚥下障害を背景とした誤嚥性肺炎が重要である．誤嚥性肺炎の頻度を検証した多施設共同研究では，70歳以上の入院肺炎の実に80.1％が誤嚥性肺炎であった[4]．そして，誤嚥のリスク因子の保有は，肺炎による再入院率と長期生命予後の悪化を招くことが示されている[3]．したがって，高齢者肺炎では嚥下障害をきたしやすい病態の有無（**表❷**），嚥下機能検査により誤嚥リスク因子を評価することが重要である．また，疾患終末期や老衰など死に至る過程に起こった肺炎は終末期肺炎として，積極治療のほか，治療の不開始や緩和医療の選択肢も提示し，本人や家族の意思を尊重したうえで治療方針を判断することが推奨されている[3]．

▌▌▌ 喘息[5]

　高齢者喘息の最も重要な問題は喘息死である．わが国の喘息死亡者数は約

POINT

● 高齢者で注意したい代表的な呼吸器疾患として，COPD，肺がん，高齢者肺炎，喘息などがあげられる．

表❷　嚥下障害をきたしやすい病態

- 陳旧性および急性の脳血管障害
- 神経変性疾患と神経筋疾患，パーキンソン病
- 意識障害，認知症
- 胃食道逆流，胃切除後（とくに胃全摘），アカラシア，強皮症
- 寝たきり状態
- 喉頭・咽頭腫瘍
- 口腔の異常（歯の噛み合わせ障害，義歯不適合，口内乾燥など）
- 気管切開，経鼻胃管（経管栄養）
- 鎮静薬・睡眠薬・抗コリン薬など口内乾燥を来す薬剤

20年前では年間6,000人ほどであったが，吸入ステロイドの普及などにより2016年には1,454人まで減少してきた．しかし，喘息死亡者の年代別内訳をみると，65歳以上の高齢者が約90％を占めている．長期罹患によるリスクだけでなく，若い頃に吸入ステロイドの治療が十分できなかった影響も考えられる．

　高齢者喘息の症状は，通常の成人喘息と同様に反復性の呼吸困難，喘鳴，発作性咳嗽であるが，若年者と比べて寛解期の症状や呼吸機能の改善が不完全であることが多い．また，呼吸困難感に乏しく，重症度を過少評価してしまう可能性がある．さらに高齢者の場合は，COPD，心不全，逆流性食道炎や肺がんなど類似の症状を呈する疾患の頻度も高く，併存も含めて鑑別診断が重要である．

　治療における注意点としては，ステロイド長期使用による骨粗鬆症や気道感染，β_2刺激薬による心血管系の障害，抗コリン薬による前立腺肥大や緑内障の増悪，テオフィリン製剤の副作用などに注意が必要である．また，とくに吸入デバイスの使用に関して，記憶や認知機能の障害によるアドヒアランスの低下に注意が必要である．

（中山　勝敏）

▊ References ▊

1）日本呼吸器学会COPDガイドライン第5版作成委員会：COPD（慢性閉塞性肺疾患）診断と治療のためのガイドライン2018［第5版］，日本呼吸器学会，東京，2018，pp.1-5

2）日本肺癌学会：EBM の手法による肺癌診療ガイドライン 2016 年版，金原出版，東京，2016
3）日本呼吸器学会成人肺炎診療ガイドライン 2017 作成委員会：SCOPE 肺炎の基本的特徴　各論　2 院内肺炎／医療・介護関連肺炎．成人肺炎診療ガイドライン 2017，日本呼吸器学会，東京，2017，pp.34-48
4）Teramoto S *et al*：High incidence of aspiration pneumonia in community- and hospital- acquired pneumonia in hospitalized patients：a multicenter, prospective study in Japan. *J Am Geriatr Soc* **56**：577-579, 2008
5）喘息予防・管理ガイドライン 2015 作成委員会：8 種々の側面　8-3 高齢者（老年者）喘息．喘息予防・管理ガイドライン 2015，協和企画，東京，2015，pp.227-231

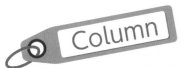

適応免疫と高齢者肺炎

　病原体から体を守る免疫には，生まれつき備わっている自然免疫と，さまざまな抗原に感染することで獲得される適応免疫があります．とくに後者では，病原体の抗原に対して特異的に反応する受容体をもつリンパ球（T細胞，B細胞）が働きます．1つのリンパ球は1種類の抗原受容体しかもたないので，さまざまな病原体に対処するためには受容体の多様性が大切です．接触した病原体の抗原に適合する受容体をもったリンパ球は活性化し，増殖と機能強化により強力に病原体を排除します．その後，そのリンパ球の一部が記憶細胞となって残り，次回の感染に備えます．適応免疫では，この「多様性」「活性化」「記憶」が重要です．B細胞は活性化により抗体を産生し，主に細菌などの細胞外病原体に対処します（液性免疫）．T細胞は活性化すると，マクロファージの活性化や感染細胞の殺傷を誘導し，主にウイルスや結核などの細胞内病原体に対処します（細胞性免疫）．また，T細胞，B細胞はともに骨髄で生まれますが，それぞれ胸腺と骨髄で成熟し，その後全身に分布します．

　こうした適応免疫のシステムも加齢により老化・変性し，それが高齢者肺炎の発症に影響を及ぼしている可能性があります．高齢者では骨髄の老化と胸腺の萎縮が進行するために新規のT細胞，B細胞の産生が減り，成熟する場も失われています．また両細胞内でも，抗原特異的受容体の成熟と多様性に関わる分子機構の障害が示されており，抗体やT細胞受容体の多様性と抗原親和性が低下しています．さらにT細胞はB細胞の活性化を誘導する働きがありますが，これも機能低下することが分かってきました．したがって，高齢者では適応免疫で重要な「多様性」と「活性化」が減弱しており，新規の病原体に対して新規の適応免疫を構築しづらくなっています．すでに獲得されている記憶T細胞およびB細胞の受容体多様性を維持し，これを刺激するより効果的なワクチン手法を開発していくことが重要です．

（中山 勝敏）

3 高齢者の呼吸器障害とフレイル

　高齢者の慢性呼吸器障害は息切れ・呼吸困難を契機に負のスパイラルに陥りやすく，フレイルの悪循環とも密接にかかわる．ここでは，高齢者の呼吸器障害とフレイルとの関係について解説する．

▐▐▐ 高齢期の呼吸器障害と生活機能・ADL 維持

　閉塞性慢性呼吸器疾患の代表である慢性閉塞性肺疾患（chronic obstructive pulmonary disease：COPD）は，タバコ煙を主とする有害物質を長期に吸入曝露することで生じた肺の炎症性疾患であり，喫煙習慣を背景に中高年に発症する生活習慣病である．一方，拘束性慢性呼吸器疾患の大多数を占める特発性肺線維症（idiopathic pulmonary fibrosis：IPF）は原因不明であるが，年齢の増加とともに有病率が高まり，人口の高齢化とともに近年その数が増加している．さらに陳旧性肺結核はもちろんのこと，肺アスペルギルス症などの慢性の呼吸器感染症も高齢者に多い．

　日常生活において慢性呼吸器疾患患者は，動作自体の遂行能力は保たれていても，労作時の息切れにより日常生活動作（activities of daily living：ADL）が制限され，健康関連の生活の質（health related quality of life：HRQOL）にも影響を及ぼす．在宅療養中の患者アンケートによる療養生活，リハビリテーション指導に対する要望では「療養生活についてもっと教えてほしい」が最も多く，なかでも日常生活の息切れ管理に関する指導が上位を占めている．

　呼吸リハビリテーション（呼吸リハ）では，各 ADL 項目に対して，介助や動作時の息切れの有無をもとに ADL 障害の程度を検討することが一般的である．しかし，呼吸器疾患患者の息切れは特定の動作姿勢や動作速度により生じることが多く，息切れを自覚した時点の状況まで調査・分析しなければならず，標準的な ADL 尺度では呼吸器疾患患者の息切れによる ADL 障害を

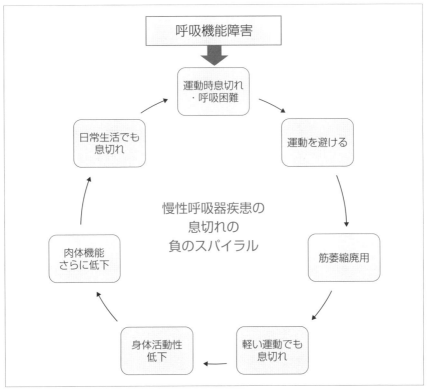

図❶　呼吸機能障害と負のスパイラル

(内部図ラベル)
呼吸機能障害
運動時息切れ・呼吸困難
運動を避ける
日常生活でも息切れ
慢性呼吸器疾患の
息切れの
負のスパイラル
筋萎縮廃用
肉体機能さらに低下
身体活動性低下
軽い運動でも息切れ

的確にとらえがたい．そこで，さまざまな呼吸器疾患特異的な ADL 尺度が開発されている．

高齢期の呼吸器障害とフレイルとの関係

　高齢者が慢性的な呼吸器障害を抱えると，ほぼ共通してその高齢者において呼吸困難をきっかけとした負のスパイラルに陥りやすい．その負のスパイラルとは，「呼吸機能障害 → 運動時の息切れ・呼吸困難 → 不活発 → 筋萎縮・筋力低下 → 疲労・運動耐容能低下 → 更なる呼吸困難 → 益々の不活発」（**図❶**）と悪循環をくり返していく状況である．実はその負のスパイラル

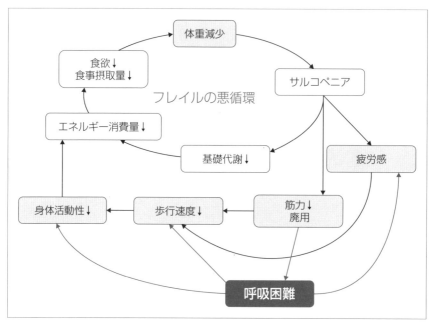

図❷　フレイルの悪循環と慢性呼吸器疾患との関係性

こそ高齢者慢性呼吸器疾患患者の増悪要因また予後規定要因の最も重要なものの一つであることが，近年分かってきた．

　ふりかえって，フレイルについて考えてみると身体的フレイルの5要素は，①体重減少，②筋力低下，③疲労，④歩行速度の低下，⑤身体活動性の低下，であり，これらはすべて慢性呼吸器疾患の負のスパイラルのなかに組み込まれていく．そしてこれらが一体となって高齢者を悪化の方向に導くのである（図❷）．したがって，慢性呼吸器疾患患者はこのフレイルの悪循環サイクルが非常に加速している．この悪循環を逆回転させるのが，慢性呼吸器疾患に対する治療そのものになる．このことを反映してCOPDに対する呼吸リハの介入開始時期が，COPDガイドラインの1・2版では病期が進行してからであったのに，ガイドラインの3版からはCOPD病期がまだフレイルである状況のI期からの介入に変わってきた（図❸）．

COPD病期	Ⅰ期 FEV₁/FVC<70% %FEV₁≧80%	Ⅱ期 FEV₁/FVC<70% 50%≦%FEV₁<80%	Ⅲ期 FEV₁/FVC<70% 30%≦%FEV₁<50%	Ⅳ期 FEV₁/FVC<70% %FEV₁<30%
COPDガイドライン 第1・2版			呼吸リハビリテーションの介入範囲	
COPDガイドライン 第3・4・5版	呼吸リハビリテーションの介入範囲			

図❸　COPD に対する呼吸リハの介入時期

▌▌ 慢性呼吸器疾患における身体活動性の低下

　慢性呼吸器疾患のリハビリテーションは COPD を中心に発展してきており，COPD の重要な病態の一つとして身体活動（physical activity）性が低下していることが知られている．COPD では，主に喫煙による肺の慢性炎症により，正常に復することのない気流閉塞，エアートラッピング，動的肺過膨張がみられ，その結果生じた労作時呼吸困難は，さまざまな日常身体活動の低下をもたらす．身体活動性の低下は，骨格筋廃用をもたらし更なる呼吸困難を生じるという悪循環・負のスパイラルを導き，結果的に予後の悪化につながると考えられる．

　さらに近年の研究で明らかになったことは，身体活動性の低い COPD 患者では，高い患者に比べ生存率は有意に低く，しかも身体活動レベルが COPD 死亡の最大の危険因子であると報告されている（図❹）[1]．また40年間のフォローでも，経過中に身体活動性が低くなった患者では，低くならなかった患者に比べ生存率が有意に低く，身体活動性の低下が速い患者ほど1秒量の経年低下も速いことが分かっている．

　IPF において，身体活動性低下が患者の生命予後と大きく関係しているこ

POINT

- 高齢の慢性呼吸器疾患患者ではフレイルの悪循環サイクルが加速する.
- 慢性呼吸器疾患患者では身体活動性が予後を規定する因子の一つである.

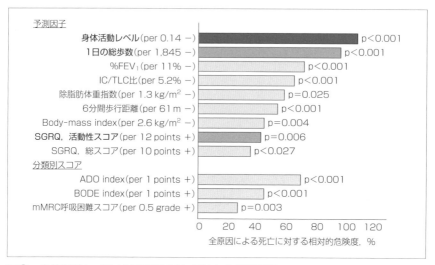

予測因子

身体活動レベル(per 0.14 −)	p<0.001
1日の総歩数(per 1,845 −)	p<0.001
%FEV₁(per 11% −)	p<0.001
IC/TLC比(per 5.2% −)	p<0.001
除脂肪体重指数(per 1.3 kg/m² −)	p=0.025
6分間歩行距離(per 61 m −)	p<0.001
Body-mass index(per 2.6 kg/m² −)	p=0.004
SGRQ, 活動性スコア(per 12 points +)	p=0.006
SGRQ, 総スコア(per 10 points +)	p<0.027

分類別スコア

ADO index(per 1 points +)	p<0.001
BODE index(per 1 points +)	p<0.001
mMRC呼吸困難スコア(per 0.5 grade +)	p=0.003

0 20 40 60 80 100 120

全原因による死亡に対する相対的危険度, %

図❹ 身体活動レベルが COPD 死亡の最大の危険因子

(文献 1 より改変引用)

とが近年報告された．その報告によると，1 日 20 分以上の運動を 7 日間毎日おこなっている患者とそうでない患者を比較したところ，そうでない患者の予後はオッズ比で 10 倍悪いという衝撃的なものであった．このことは，息切れが主訴となるすべての慢性呼吸器疾患においては息切れの負のスパイラルが存在し，それを改善する運動療法に大きな効果があることを示唆しているものと考えられる．

したがって，慢性呼吸器疾患患者における身体活動性の低下は大きな問題であり，身体活動性の維持・向上は COPD 治療のメインターゲットの一つであることは明らかである．そして，身体活動性の低下がフレイルの重要要素となっていることより，それに対する呼吸リハビリテーション介入などが慢性呼吸器疾患の加速するフレイルに対する対策であり，健康寿命延伸の有力な処方箋であると考えられる．

(海老原 覚)

■ References ■

1) Waschki B *et al*：Physical activity is the strongest predictor of all-cause mortality in patients with COPD：a prospective cohort study. *Chest* **140**：331-342, 2011

PART 2

高齢者の
スクリーニング

1 呼吸機能障害の症状・主訴

　高齢者の呼吸器障害と関連する症状としては，咳，痰，息切れが代表的である．高齢者の呼吸器疾患では，自覚症状が乏しい場合や，呼吸器と関連のない症状が前面に出ることもしばしばある．

▌▌▌ 咳嗽

　咳嗽は多くの呼吸器疾患でみられる．診断には病歴が重要であり，咳の発症時期，持続期間，痰の有無，随伴症状などを聴取する．発症から3週間未満を急性咳嗽，3週間以上8週間未満を遷延性咳嗽，8週間以上を慢性咳嗽と分類する[1]．

　急性咳嗽の多くは呼吸器感染症が原因である．鼻症状（鼻汁，鼻閉），咽頭症状（咽頭痛），下気道症状（咳，痰）の3系統の症状が同時に同程度にみられる場合は感冒と考えてよく，抗菌薬は不要である[2]．下気道症状が主体で，バイタルサインの異常（38℃以上の発熱，脈拍100回/分，呼吸数24回/分のいずれか）または胸部聴診の異常がある場合には胸部X線を含む精査をおこなう．咳が強く，自然軽快傾向が乏しい場合，若年者ではマイコプラズマ肺炎を予想するが，高齢者でも同居の孫から伝染することは時々みられ，家族内に同様な症状の者がいないかどうか確認することが重要である．

　遷延性および慢性咳嗽にはさまざまな呼吸器疾患が含まれる．胸部聴診，胸部X線，その他の検査を組み合わせて診断する（表❶）．

　咳嗽は気道内に貯留した分泌物や異物を気道外に排除するための生体防御反応である．高齢者ではさまざまな原因で嚥下反射が低下し，気道に異物が流入して咳嗽反応が発生することがある．咳反射も低下している場合には誤嚥物による刺激に対しても咳嗽が発生せず，誤嚥性肺炎を引き起こすリスクが高い．代表的な嚥下反射低下の原因として脳血管障害と向精神薬投与がある．

表❶　慢性咳嗽の原因疾患

肺疾患	咳喘息，アトピー咳嗽，COPD，慢性気管支炎，結核，肺がん，間質性肺炎，感染後咳嗽
肺以外の疾患	喫煙，胃食道逆流，慢性鼻炎，慢性副鼻腔炎，誤嚥，心因性咳嗽

▊▊ 息切れ

　喫煙歴がある高齢者で息切れ（労作時呼吸困難）がある場合は慢性閉塞性肺疾患（COPD）を疑う．COPD はタバコ煙を主とする有害物質を長期に吸入曝露することなどによって生じた慢性肺疾患で，呼吸機能検査で気流閉塞を示す[3]．初期は症状に乏しく，慢性の咳や痰などが出るが，徐々に労作時の呼吸困難が進行する．高齢者では加齢や喫煙などのせいと考えられて，COPD が見過ごされていることが多い．

　COPD の呼吸困難は緩徐に進行するのが特徴である．早期には階段や坂道を上がる時に気づく程度であるが，徐々に呼吸機能が低下して軽い体動でも呼吸困難が出現するようになる．さらに進行すると着替えなどの日常生活動作や安静時にも呼吸困難がみられ，QOL が低下する．COPD の息切れの評価方法としては，modified British Medical Research Council（mMRC）の質問票がよく用いられる(表❷)．このスケールは健康状態を評価する他の指標との相関性にすぐれており，将来の死亡の危険性を予測することもできる．

　COPD 以外に息切れの原因となる疾患としては間質性肺炎，慢性心不全，肺血栓塞栓症，肺高血圧症，貧血，神経筋疾患などがあげられる．

▊▊ 喘鳴

　呼吸をする際に「ぜーぜー」「ヒューヒュー」することを喘鳴と呼ぶ．喘鳴の原因として代表的なものは気管支喘息である．喘息では，喘鳴や咳は夜間や早朝に出現しやすく，無症状期をはさんで発作が反復するのが特徴である[4]．高齢者の場合，喘鳴があっても気管支喘息ではないことがしばしばあ

表❷ 息切れを評価するための mMRC 質問票

グレード0	激しい運動をした時だけ息切れがある.
グレード1	平坦な道を早足で歩く, あるいは緩やかな上り坂を歩く時に息切れがある.
グレード2	息切れがあるので, 同年代の人よりも平坦な道を歩くのが遅い, あるいは平坦な道を自分のペースで歩いている時, 息切れのために立ち止まることがある.
グレード3	平坦な道を約100m, あるいは数分歩くと息切れのために立ち止まる.
グレード4	息切れがひどく家から出られない, あるいは衣服の着替えをする時にも息切れがある.

（文献3より引用）

り, COPD やうっ血性心不全を鑑別することが重要である. また, 食事や飲水の後に喘鳴が出る場合は, 肺疾患ではなく誤嚥を積極的に疑う必要がある.

（小林 誠一）

▌ References ▌

1) 日本呼吸器学会咳嗽・喀痰の診療ガイドライン 2019 作成委員会：咳嗽・喀痰の診療ガイドライン 2019, 日本呼吸器学会, 東京, 2019
2) 厚生労働省健康局結核感染症課：抗微生物薬適正使用の手引き 第一版, 厚生労働省健康局結核感染症課, 2017
http://www.mhlw.go.jp/file/06-Seisakujouhou-10900000-Kenkoukyoku/0000166612.pdf
3) 日本呼吸器学会 COPD ガイドライン第 5 版作成委員会：COPD（慢性閉塞性肺疾患）診断と治療のためのガイドライン 2018 ［第 5 版］, 日本呼吸器学会, 東京, 2018
4) 喘息予防・管理ガイドライン 2018 作成委員会：喘息予防・管理ガイドライン 2018, 協和企画, 東京, 2018

POINT
- 呼吸器障害の代表的な症状として, 咳, 痰, 息切れ, 喘鳴がある.
- 食事や飲水の後に喘鳴が出る場合は, 肺疾患よりも誤嚥を疑う.

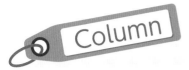

災害と呼吸器疾患

　大規模災害時は呼吸器感染症が増加します．2011年の東日本大震災の際は肺炎患者の増加が報告されました．高齢患者が多く，ADLが低下した者が多くみられました．特殊な病原微生物は稀で，通常の抗菌治療と口腔ケアを含めた誤嚥予防対策でほとんどの患者は改善しました．抗菌薬に反応しない肺炎患者のなかには粉塵吸入による肺障害もみられました．一部の避難所ではインフルエンザの流行も報告されました．

　災害時は，気管支喘息やCOPDなどの慢性呼吸器疾患が増悪することも報告されています．東日本大震災の際は被災地病院ではCOPD増悪入院が増加しました．安定期治療の中断，衛生環境の悪化，津波被害で発生した汚泥や瓦礫などの大気汚染物質の吸入曝露などが原因と推定されました．増悪患者の多くが避難生活で身体活動性が低下していました．慢性呼吸器疾患の患者さんのなかには在宅酸素療法（HOT）をおこなっている方がいますが，大規模な災害ではなくても，停電時には酸素濃縮器が使えなくなります．酸素ボンベを準備しておくこと，住宅の損壊・停電・ライフラインや物資供給の途絶など災害時に起こりうる状況を想定してアクションプランを立てておくことが重要です．慢性呼吸器疾患の治療中断の問題は，患者さんの医療アクセスや経済事情，受け入れ病院のキャパシティーの制限などもあり，解決は容易ではありません．

　東日本大震災の際は，被災地域でがん診療をおこなっていた病院の多くは，地域の基幹病院として救急患者を受け入れるために通常診療を制限せざるを得ませんでした．肺がん患者さんの外来化学療法は延期となり，手術予定患者さんは手術延期や他院への転医を余儀なくされました．

（小林　誠一）

こんな訴えには要注意！

　呼吸器障害に関連する症状といえば，発熱，咳，痰，息切れ，胸痛が代表的である．ここでは，「どのような時に病院受診させるべきか」という視点にたった診察のポイントを解説する．

▌▎▏患者や介護者の訴えにどのようにアプローチするか

　高齢者の症状は，しばしば非特異的であるが，それでも基本にたちかえって，各症状の位置，質的内容，量的内容，時間的経過，状況，寛解増悪因子，随伴症状の聴取を試みる．たとえば，どこが痛いか，どのように痛いか，どのくらい痛いか，いつから痛くて悪化しているのか改善しているのか，どのような時に痛むか，何かをするとよくなったり悪くなったりするか，痛みに伴って他の症状があるか，といった具合である．しかし，これらを正確に答えられる高齢者はむしろ少ない．無理に答えた回答や誘導された回答は，あまり参考にならない．当然のことながら，物忘れのある患者が説明する「過去の症状」や「症状の時間的経過」は，まったく間違っていたりする．ただし，今調子がよいかどうかは，確かな情報であるかもしれない．患者が，真っ先に，いつもと違う訴えをした時には要注意である．介護者の意見を安易に"心配しすぎ"と切り捨てないことも肝要である．普段は訴えの多くない家族が医療者には分からない患者の変化を指摘した時には，本当に異常なことが存外多い．

▌▎▏随伴症状に注意

　高齢者の肺炎では，咳や痰といった呼吸器症状よりも，食事量の低下や急激な日常生活動作（ADL）の低下が前景にたつことが多い．意識障害，意識

変容による異常行動（つまりせん妄）のために，急に認知症になったと訴える方もおられる．転倒して病院を受診したら肺炎だったという例も時々ある．"ふらふらしている"などというのも，重要な随伴症状である．逆にいうと，このような随伴症状を伴うかどうかは，疾患の重症度を推し量るうえで大変重要な手がかりになる．とくに急な ADL 低下や意識障害，意識変容を伴う呼吸器症状がある場合，早急に病院を受診させるほうがよい．

　一方，発熱や咳，痰があっても，食欲もあり元気で，呼吸困難や胸痛もなければ，（インフルエンザのシーズンでないかぎり）感冒として数日経過をみてよいかもしれない．呼吸器疾患の重症度は，決して熱が高いかどうかで決まるものではない．

▊▊ 息切れを見逃さない

　新規の進行する息切れは，随伴症状の有無にかかわらず，多くの場合，重大である．しかし，高齢者は息切れを訴えない傾向にある．年のせいと思っていることも多い．したがって，普段息切れを訴えない患者が，控えめにでも息切れを訴えた時には要注意である．座って問診をしているだけでは気づかないかもしれないが，入室時や退出時に息が荒くなっていないかを観察すると参考になる．なお，不安の強い患者で，心因性の息苦しさを頻回に訴える患者はいる．このようなケースの呼吸困難は，労作と関連がなく，くり返し起こっては自然に治るので鑑別は容易である．それでも初回の訴えの場合には，念のため病院で呼吸器疾患や心疾患を除外するほうがよいと思われる．

　息切れとともに喘鳴が聴取されるようであれば，ほぼ間違いなく治療するべき疾患がある．気管支喘息，慢性閉塞性肺疾患（COPD），心不全，肺炎や気管支炎など，喘鳴の原因はさまざまであるが，下気道に異常が起こっていることの明確なサインである．SpO_2測定も参考になるが，解釈に注意点もあ

POINT
- いつもと違う患者の訴えや介護者の報告には要注意．
- 高齢者の肺炎では，摂食量の低下や急激な ADL の低下にも注意．

る．もちろん SpO_2 が 90％未満なら明らかに異常であるが，患者の呼吸が促迫しているのに SpO_2 が 90％前半しかない時にも呼吸状態は相当に悪いと考えるべきである．また，入室直後のタイミングなどを利用して軽労作時の SpO_2 をチェックしてみると，予想外に低いこともある．

▌▌▌ 症状の時間経過を把握する

症状の時間経過は，その原因を推定するために有用である．したがって，患者の認知機能に低下がない場合や，毎日患者を観察している介護者がいる場合には，"いつからの症状で，段々とよくなっているのか，悪くなっているのか" をできるかぎり把握する．

たとえば，通常感冒の場合には，数日で発熱や全身の倦怠感，食事量は回復に向かうはずである．4～5日しても解熱傾向がみられなかったり，いったん下がった熱が 4～5日してまた上がったり，食事量の回復傾向がみられなかったりする場合，これ以上経過観察を続けないで病院で精査を受けるほうがよい．注意しなければならないのは，解熱剤服用の有無のチェックである．市販薬も含めて，解熱剤を服用している場合には，体温は病状の評価に使えない．

一方，咳嗽は，感冒の治癒後もしばしば数週間以上にわたって遷延する．その間に一過性の黄色痰がみられることもよくある．熱も下がり全体的に元気になってきているなら，明らかに増悪傾向にある咳や眠れないほどの咳でなければ，3週間くらい経過観察でよい．

▌▌▌ 数ヵ月前の患者の状態と比較する（図❶）

高齢者の肺炎は，症状も非典型的だが，その経過も非典型的である．発症から日に日に悪化するような経過をとらず，数週間にわたって緩徐に悪化していくことも多い．しかも，前述のように激しい咳や痰があるわけではなく，食事量の低下や ADL の低下などの随伴症状が中心になる．そのような場合，際立った症状がないために受診が遅れやすい．また医療関係者も，具合

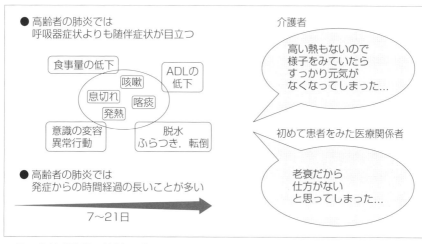

図❶　高齢者肺炎の特徴とピットフォール

が悪くなってからはじめてケアに入ったり，診察したりすると，以前から今のような状態だったと思い込んでしまい，「老衰」や「認知症」などと誤解しやすい．必ず，数ヵ月前の患者の状態を聴取する．もしも数ヵ月前の状態と比べて明らかに悪化しているのであれば，肺炎などの急性疾患合併の可能性も含めてしっかり精査するべきである．

▐▐▐ 長く続く呼吸器症状について

　前項までは肺炎などの急性疾患を見逃さないことを念頭に解説したが，呼吸器疾患には，がん，結核，気管支喘息，COPD，間質性肺炎など，亜急性から慢性に経過する重要疾患も多い．長引く呼吸器症状がある時に，必ず念頭におくべき疾患である．

　これらの疾患の発見の糸口になりうるのが咳嗽である．日本呼吸器学会の咳嗽に関するガイドラインは，高齢者にも応用できる[1]．咳嗽は持続期間により，3週間未満の急性咳嗽，3週間以上8週間未満の遷延性咳嗽，8週間以上の慢性咳嗽に分類する．前述のとおり，ピークをすぎた急性咳嗽は経過観察でよいが，3週間を超えてくると他の鑑別診断を考える必要が生じはじ

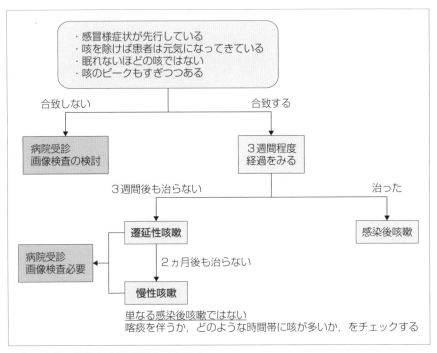

図❷　咳嗽の分類と病院受診までの目安

咳嗽は，その時々の重症度に加えて，咳嗽が何週間くらい持続しているかによってアプローチが変わってくる．

（文献1より作成）

め，8週間を超えると感染後咳嗽では説明できない．3週間以上続く咳嗽では，画像検査のためにも病院を受診するべきである（図❷）．

　画像検査で異常がなければ，喀痰を伴うかどうかを判断する．喀痰がある場合には，喀痰抗酸菌塗抹・培養検査，喀痰一般細菌培養検査，喀痰細胞診を施行する．喀痰がない時には，どのような時に咳が多いかをチェックする．夜間から明け方に強い咳では咳喘息の疑いが強くなる．

　以上，呼吸器疾患について患者の訴えを聴取するにあたっては，呼吸器症状だけでなく，それ以外の症状を聴取することが重要である．本稿で述べた

POINT

● 長引く咳は慢性呼吸器疾患を疑う．3週間以上の場合は画像検査を勧める．

ピットフォールに注意しながら全身状態とその時間経過を把握するようにしなければならない.

(山口 泰弘)

▌ References ▌

1) 日本呼吸器学会咳嗽に関するガイドライン第2版作成委員会:咳嗽に関するガイドライン第2版,
日本呼吸器学会,東京,2012

多 職 種 の 視 点 せん妄

患者さんが急に錯乱状態になったり,コミュニケーションが図れなくなった時にはせん妄を疑う.患者さんをみる時はせん妄が起こりそうかどうかを,年齢や認知機能,疾患名,環境の変化などから評価する.せん妄のリスクが高い場合,個々にあわせて生活習慣や環境を整えることで,いくらかでもせん妄の発生を減らせると思われる.また,せん妄になった場合,周囲の人や医療スタッフはまず穏やかな雰囲気を保ち,落ち着いて接することを心がける.そして何か原因がないか医師と相談することが必要である.

(看護師・中島早智)

3 知っておきたい呼吸機能検査

呼吸は生命活動を維持するために酸素を取り込み，二酸化炭素を排出するための基本的プロセスである．呼吸機能はこれを評価し，疾患を鑑別するための重要な足がかりとなる検査である．また，呼吸機能の検査や解釈は専門医のみがおこなうわけでなく，一般医療従事者も重要な部分は最低限理解しておく必要がある．以下に重要な指標について分類・解説する．

▌▌▌ 呼吸機能に対する検査

1. スパイロメトリー

吸気と呼気，いわゆる換気の動きを計測する方法で，呼吸機能検査の基本として最初に測定・評価する方法であり，慢性閉塞性肺疾患（COPD），気管支喘息，間質性肺炎を代表とする呼吸器疾患の早期発見や状態評価に用いられる．2つの大きな指標があり，緩徐な呼吸の後に最大呼気 → 最大吸気 → 最大呼気をおこなうことで得られる「肺活量」と，最大吸気位から一気に最大呼気努力を呼出して得られる努力性肺活量に対する1秒量の比率で得られる「1秒率」である．この％肺活量（性別，年齢，身長から算出した肺活量の予測値に対する実測値の割合）に対して80％以上かつ，1秒率が70％以上の場合を正常と判定する．％肺活量が80％未満の場合を拘束性換気障害，％肺活量が80％以上かつ，1秒率が70％未満の場合を閉塞性換気障害，両者を合併する場合を混合性換気障害と分類する（図❶）[1]．

フローボリューム曲線は，努力性肺活量を測定する際に通常自動的に得られる努力呼出曲線であり，ピーク吸気から呼気への切り替えを指す．気管支喘息およびCOPDの気流障害を評価する際に用いられることが多い．見方としては，呼出時に下に凸になるほど気流制限が強く，右方に行くほど末梢をあらわす（図❷）．

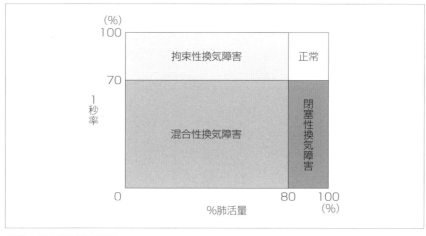

図❶ 換気障害の分類

（文献 1 より引用）

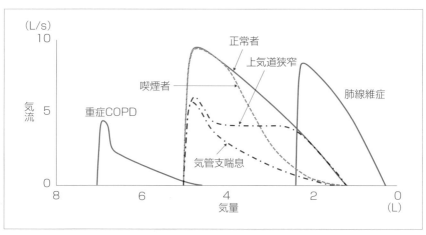

図❷ フローボリューム曲線のパターン分析

（文献 2 より一部改変引用）

　なお，人間ドックなどで測定される「肺年齢」は，努力性肺活量と 1 秒量をもとに算出され，実年齢との乖離を評価することで COPD の早期発見や禁煙など呼吸の健康意識を高める指標である．

2. 肺拡散能力 (carbon monoxide diffusing capacity : DLCO)

DLCO は，肺胞から毛細血管血への酸素の運搬能力を，ヘモグロビンとの親和性が高い一酸化炭素を用いることにより間接的に測定する方法であり，肺全体の機能をあらわす指標である[2]．DLCO 低下（予測値の 80% 未満）をきたす疾患としては，種々の間質性肺炎や肺気腫が代表的である．この検査はガスを用いる検査であり，スパイロメトリーのみの検査機器では測定できないため，呼吸器専門外来のある総合病院でないとおこなわれていないことが多い．

3. 呼気一酸化窒素 (NO)

呼気 NO 測定は，気管支喘息の多くの原因である気道の好酸球炎症の評価に用いられ，37 ppb 以下を正常と判断する[3]．解釈としては，未治療の場合において，22 ppb 以上ならば喘息の可能性が高く，37 ppb 以上であればほぼ確実に喘息と診断できる．装置が小型であり測定も簡便であるため，近年多くの診療所や病院に導入されている．測定に際しては，喫煙や吸入・全身性ステロイド薬は NO 濃度を低下させ，アレルギー性鼻炎や好酸球性副鼻腔炎の患者では NO 濃度を上昇させることに注意する．また，一部の食品が測定に影響するため，測定 1 時間以内は食品や飲料の摂取を避けることが望ましい．

▌▌▌ 検査値や画像以外の情報収集

呼吸機能検査は前述のように，機能評価をおこなうことはできるが他の臨床検査や画像検査とあわせて評価することではじめて有効活用できる．

また呼吸機能検査は，患者の正しい協力や最大の呼吸努力が得られて，はじめて意味のある検査となることが他の検査と大きく異なる点である．よっ

POINT

● 呼吸機能検査の基本としてスパイロメトリーがあり，COPD，気管支喘息，間質性肺炎を代表とする呼吸器疾患の早期発見や状態評価に用いられる．

て呼吸機能検査をおこなうことで適切な疾患を疑ったとしても，全症例に対して検査をおこなうことは不適切である．そのため呼吸器専門施設の呼吸機能検査では，臨床検査技師が必ず担当して正しい精度管理をおこなっている．

　また，検査の施行や解釈に際して，フレイルに関連することの多い以下の事項の情報収集をおこなうことにより，不適切や精度の低い検査を減らす努力をするべきである．

①検査目的（呼吸器疾患診断，経過観察，手術前確認のためかなど）

②性別，年齢，身長（予測値算出に必要）

③喫煙歴（過去の喫煙も含む，銘柄は無視してよい）

④合併疾患(呼吸器系,感染症,急性期疾患の有無,聴力や視力障害の有無など)

⑤呼吸器症状が強くないか（咳嗽が強い，呼吸状態が悪すぎる場合は検査が難しい）

⑥認知機能が正常か（検査指示が理解できるか）

⑦精神心理状態が落ち着いているか（検査協力が可能か）

⑧日常生活動作(ADL)が検査に耐えられる程度か(寝たきりの方などは基本的に検査できない)

⑨以前の呼吸機能検査時の問題や検査結果の確認

▌▌ 高齢者総合的機能評価（CGA）と呼吸機能

　CGA（comprehensive geriatric assessment）は，高齢者の患者と介護者の視点に立って疾病・生活機能障害を評価し，全人的医療をおこなうために開発されたツールである[4]．CGA の評価は身体的，社会心理的，家庭・社会的分野の３つからなる．以下に基本的評価内容を表記する．

①基本的日常生活動作（basic ADL：BADL）

POINT
- DLCO は肺全体の機能をあらわす指標で間質性肺炎や肺気腫，呼気 NO は気道の好酸球炎症の評価に用いられ喘息などを評価する．
- 機能評価と画像評価，高齢者では CGA なども組み合わせ評価をおこなう．

②手段的日常生活動作（instrumental ADL：IADL）

③認知機能

④行動異常

⑤うつ傾向

⑥人的環境

⑦介護環境

　内容や評価方法は施設によって幅があり，多職種のチームでおこなうことが一般的である．このなかで呼吸機能の低下は BADL では歩行，階段昇降などに関与し，IADL では買い物，家事などに関与する．代表的な呼吸器疾患として COPD では，呼吸機能低下とともに栄養障害をきたし[5]，ADL や QOL の大幅な低下をもたらす．

　呼吸機能検査はさまざまな施設で普及しており，スパイロメトリーだけでも COPD の抽出は可能である．より早期に禁煙をはじめとした原疾患の治療や管理，呼吸リハビリテーションや栄養管理など ADL 低下を防ぐ対策を立てることが可能になるため，積極的かつ適切に活用していくべきである．

（高井 雄二郎）

▌ References ▌

1) 日本呼吸器学会肺生理専門委員会：呼吸機能検査ガイドライン，メディカルレビュー社，東京，2004

2) 日本呼吸器学会肺生理専門委員会：臨床呼吸機能検査 第 8 版，メディカルレビュー社，東京，2016

3) 呼気一酸化窒息（NO）測定ハンドブック作成委員会／日本呼吸器学会肺生理専門委員会：呼気一酸化窒素（NO）測定ハンドブック，日本呼吸器学会，東京，2018

4) Stuck AE *et al*：Comprehensive geriatric assessment：a meta-analysis of controlled trials. *Lancet* **342**：1032-1036, 1993

5) 吉川雅則ほか：慢性閉塞性肺疾患（COPD）の栄養状態および併存症の実態調査．厚生労働省呼吸不全調査研究班平成 20 年度研究報告書，2009，pp.247-251

PART 3

各疾患に対する治療とフレイル

1 COPDの治療とフレイル

　老年医学の分野では久しく"老年症候群"と定義されていた病態の一つ「虚弱」が，2014年に日本老年医学会によりフレイルという用語で公表された．健常な高齢者と要介護の間にある高齢者という意味であるが，後期高齢者が増え，少子"多死社会"も予測される人口構造の変化，病床数・医療費の限界が叫ばれているなか，いかにしてフレイルの高齢者を一人でも"寝たきり"にさせないかが医療従事者に問われている．そのなかでも呼吸器疾患による死亡者数は世界的にも増え続け，ことに慢性閉塞性肺疾患（chronic obstructive pulmonary disease：COPD）は，世界保健機関（WHO）による予測では1990年には死亡順位で第6位であったのが，2020年には倍増し第3位にまでなる勢いとされている．これまでと異なりCOPD患者自体の高齢化も進むわけであり，対策は急務である．

▌▌▌ 高齢者病態の特徴，肺の老化

　COPDとは，日本呼吸器学会編集「COPD診断と治療のためのガイドライン」[1]の定義上，タバコ煙を主とする有害物質を長期に吸入曝露することで生じた肺の疾患とされる（従来は炎症主体であったが，ガイドライン第5版では炎症以外の機転もあるとし，「肺の発育障害」の概念も入れている）．呼吸機能検査で気流閉塞を示す．気流閉塞は末梢気道病変と気腫性病変がさまざまな割合で複合的に関与し起こる．臨床的には徐々に進行する労作時の呼吸困難や慢性の咳，痰を示すが，これらの症状に乏しいこともある．日本人ではほぼ"タバコ病"，"肺の生活習慣病"と呼ばれ，圧倒的に中年以降の男性が多い．タバコを主とした外的刺激物質の関与は確実だが，その明確な発症分子機序については解明されていない部分も多い．

　診断の主要所見は，気道炎症による狭窄と，気腫性病変による肺弾性収縮

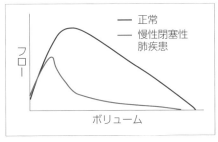

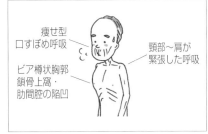

図❶ COPD 患者の肺機能検査，フロー　図❷ COPD 患者の特徴
　　　ボリュームカーブ

力低下から気流制限を生じているため，スパイログラム検査をおこない，閉塞性障害を確認する．1秒率（$FEV_{1.0}$％；$FEV_{1.0}$／$FVC \times 100$）が70％未満で判定する．フローボリュームカーブでは一目瞭然でピークフロー値の低下と曲線の下降脚の低下，下に凸の彎曲がみられる（図❶）．胸部X線写真では透過性亢進（肺紋理減少），肺の過膨張，横隔膜平低化，心臓が細長い（滴状心）所見があり，胸部CTでは低吸収域（low attenuation area：LAA）と呼ばれる肺構造の消失領域が抜け穴状にみられる．これは病理学的に気腫形成されている部位である．

　典型的な患者像は痩せ型，ビア樽状胸郭，口すぼめ呼吸，呼気延長を伴い，重症になると鎖骨上窩・肋間腔の陥凹，吸気時の頸静脈怒張がみられることもある（図❷）．従来有病率は0.2〜0.4％と推定されていたが，2000年にFukuchiらによりおこなわれた日本初の全国的疫学調査において，わが国の有病率は40歳以上の成人の8.5％（男13.1％，女4.4％），約530万人が存在し欧米なみであることが分かった．高齢になるほど有病率は上がり70歳以上では24.4％，50歳代の3倍以上であった[2]．しかもCOPDと診断された患者の95％以上が過去未治療または他の疾患として間違われて診断されていたことも判明し，大半は治療を受けられていない．

POINT

● COPDは徐々に生じる労作時の呼吸困難や慢性の咳や痰が特徴である．
● 有病率は40歳以上の8.5％　約530万人で，圧倒的に中年以降の男性に多い．

▐▐▐ COPDとフレイルや健康寿命との関連

　フレイルは要介護状態に陥る前の高齢者の虚弱した状態であり，わが国での実態調査[3]では65歳以上で11.3%，80歳以上では34.9%がフレイルに該当したとしている．平均寿命と健康寿命の差は男性で9年，女性で13年といわれる．予防医学の観点からはフレイルの予防と治療は健康寿命の延長のみならず，超高齢化社会を迎えているわが国の発展持続のため，対処・克服するべき大きな課題と考えられる．早期に積極的に栄養管理，運動指導に介入することが健康寿命を延ばすために重要であることは論をまたない．

　今やCOPDは全身性慢性炎症疾患としての位置づけ[4]がなされており，肺のみならず他の臓器の依存症を合併する全身併存症[5]といわれ，栄養障害，骨格筋機能障害（筋量・筋力低下），カヘキシア（悪液質），心・血管疾患（心筋梗塞，狭心症，脳血管障害），骨粗鬆症（脊椎圧迫骨折），抑うつ，糖尿病，睡眠障害，貧血などをきたしフレイル，サルコペニアを併発するリスクが高い（図❸）[5]．認知機能への影響に関する報告[6]もある．

　COPDの予後予測には栄養障害，運動耐用能（筋量・筋力）や全身合併症が重視されている[1]．COPDの栄養障害，筋量減少のメカニズムにはTNF-αやIL-6, IL-8など種々の炎症性サイトカインが上昇することが報告されている[7]．多彩な病態を呈するフレイル自体にもTNF-αなど炎症性サイトカインの関与が明らかになってきている[8]．炎症性サイトカインは食欲不振や栄養補給の効果減弱をもたらし，COPDは"負の連鎖"に入り込んでいる[5]．

多職種の視点　COPDの治療とフレイル

併在症に，「骨格筋の機能障害」「栄養障害」「骨粗鬆症」があげられる．
老年期になると，カルシウム吸収力の低下，ビタミンDの合成力の低下などから骨折しやすくなるため，予防のためには，タンパク質・カルシウム・ビタミンD・リン・亜鉛を積極的に取り入れる．また，味覚が低下することもあり，塩分の強い味付けを好むようになることもある．塩分の摂り過ぎは高血圧，さらには動脈硬化の原因となることがあるため，減塩に努める．食事同様，水分補給もとても重要なので，こまめな水分の補給にも心がける．（管理栄養士・加藤龍太郎）

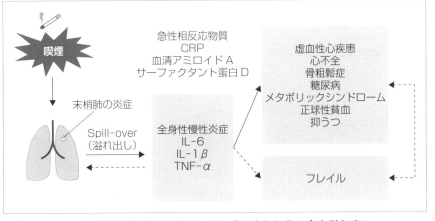

図❸ COPD の全身性慢性炎症疾患としての成り立ちとその全身併存症

（文献 5 より改変引用）

　COPD 患者が痩せる誘因として病態から考えると，気流閉塞，肺過膨張が呼吸筋のエネルギー消費を増大させ，安静時でもエネルギー消費量が増え，筋タンパク質の分解作用が亢進していることが推測される．体重減少，サルコペニア，筋肉（呼吸筋肉）量減少，呼吸苦や疲労，歩行速度低下，身体活動量の低下，消費エネルギー量低下，食欲低下，エネルギー摂取量低下から筋タンパク質合成能力低下，さらに体重減少という悪循環に陥っている（**図❹**）[9]．十分なエネルギーを投与しないと，筋タンパク質が消費されたままで，呼吸筋力や換気効率の低下を招き，呼吸困難を引き起こすサイクルから抜け出せない．

　以上から COPD におけるフレイルのメカニズムとしては，摂取カロリーと消費カロリーのアンバランスや，全身炎症性サイトカインによる慢性炎症の亢進が関与していることが考えられる．

　COPD とフレイルの関連を検討した報告をあげる（**表❶**）[10]～[17]．Galizia ら[10]は 2011 年，イタリアでの 12 年間の観察期間で COPD 患者はフレイルの進行度に応じて生存率が低下し，フレイルは COPD の予後予測因子であると報告した（**図❺**）．**図❺**では，COPD 患者は非 COPD 患者と比べ，フレイルの程度によってより顕著に生存率が低下していくことが分かる．

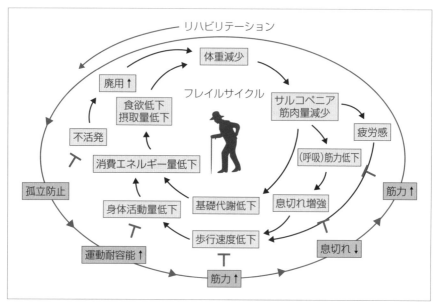

図❹ COPD 患者のフレイルサイクル，悪循環の病態と呼吸リハビリテーションによる逆回転での治療

（文献 9，24 より改変引用）

基本的な治療・管理の考え方

　COPD 患者の肺内は，元来 3 億個あるといわれるガス交換の要である肺胞の多くが喫煙で破壊されており，再生されることはない．壊れた箇所は戻らないが残存した肺機能と全身の機能を生かし，日常の呼吸困難感を緩和することが治療の根幹となる．しかし，先の日本呼吸器学会のガイドラインのなかには，高齢者のみに特化した方針の記載はない．COPD 高齢者は全身併存症の合併が高率になるため，肺，一つの臓器のみならず全身疾患の診断・管理を並行しておこなうことは肝心である．虚血性心疾患，糖尿病，骨粗鬆症，

POINT

● COPD におけるフレイルのメカニズムは，摂取と消費カロリーのアンバランスや，全身炎症性サイトカインによる慢性炎症の亢進がかかわる．

表❶　COPD とフレイルの関連を検討した報告

報告者	発表年	主な成績，検討	文献
Galizia G ほか	2011	COPD 患者はフレイルの進行度に応じて生存率が低下し，フレイルは COPD の予後予測因子である.	10
Park SK ほか	2013	COPD 患者のフレイル罹患率は 57.8% で，呼吸困難の訴えと，ことに糖尿病の合併がフレイルと相関した.	11
Mittal N ほか	2016	COPD 患者 120 人，フレイルの有病率 17.5%，プレフレイル 64.2%，歩行速度がフレイルと強く関連.	12
Lahousse L ほか	2016	地域在住者 2,145 人のうち COPD 患者 19%，フレイルの有病率 10.2%，それ以外のフレイルの有病率 3.4%（p＜0.001），COPD 患者は他と比較し 2 倍以上フレイルのリスクが高い，COPD の重症度が独立してフレイル有病率と関連.	13
Maddocks M ほか	2016	COPD 患者 816 人，フレイルの有病率 25.6%，プレフレイル 64.3%，年齢・GOLD の分類・MRC スコアからの COPD 重症度がフレイルと強く関連.	14
Limpawattana P ほか	2017	東南アジアでは COPD 患者の 6.6% にフレイルが悪影響を及ぼし（プレフレイルは 41.3%），フレイルスケールのなかでは疲労が最も目立つ要素であり，がんの合併，過去 12 ヵ月間の入院歴，高ウエスト円周，サルコペニアも関連していた.	15
Celis Preciado ほか	2017	平均年齢 76.4 歳の 2,704 人の COPD 患者を対象に分析をした結果，COPD とフレイルはそれぞれが死亡率の予測因子となる.	16
Attwell L ほか	2017	高齢 COPD 患者に呼吸リハビリテーションを試みた文献のレヴューをおこない，フレイルから脱するには呼吸リハの長さ，持続期間および強度の差が影響を与える.	17

圧迫骨折，貧血，うつ症状などの合併の有無を確認し，評価・治療が必要であれば開始する.

　COPD の治療は禁煙，感染予防の生活指導やワクチン接種は前提であるが，

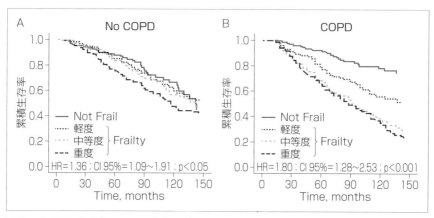

図❺ COPD患者とCOPD患者以外で，フレイルの有無，進行度に応じた生存率

(文献10より引用)

基本対策はフレイルの予防・進行阻止となる．高齢のCOPDでは，より低栄養が顕著でBMIが低下する．COPDでは，体重減少[18]とBMI[19]は呼吸機能とは別の独立した予後規定因子であり，栄養障害をいかに改善するかはフレイル対策が成功するか否かの大きなカギとなる．

　フレイルの主な要因は筋肉の加齢変化によるサルコペニアである．サルコペニアの予防・骨格筋機能向上を目指すためにも，早期から運動療法・栄養療法の併用介入が有益である．運動不足は骨格筋からの抗炎症性因子の低下を招き，全身性炎症の亢進に関与するといわれており，身体活動性の低下がCOPDの予後予測の主要なファクターであるとの報告[20]がある．運動は筋収縮を引き起こし，骨格筋同化関連ホルモンが増加する[21]ことや，ミオスタチン（筋肉の成長を抑制するタンパク質）メッセンジャーRNAが有意に減少する[22]ことなどが報告されている．つまり運動が骨格筋の合成を促し，分解を抑制して骨格筋機能が向上すると考えられる．運動により抗炎症作用や抗酸化作用が発揮されるわけである．

　COPD対策のgold standardは呼吸リハビリテーション（以下，呼吸リハ）である．2001年にWHOと米国国立心臓・肺・血液研究所（NHLBI）が共同してCOPDの国際的ガイドラインGOLD（Global Initiative for Chronic Obstructive Lung Disease）のコンセンサスレポートを作成し，呼吸リハの有効性が

示されてから現在まで[23)]種々のエビデンスが獲得されてきた．呼吸リハは包括的呼吸リハとして位置づけられ，患者教育，運動療法（とくに下肢筋力増強），栄養療法，薬物療法，酸素療法の構成でおこなわれ，2015 年の GOLD の報告では，運動耐容能の改善，呼吸困難感の改善，健康関連 QOL の向上，入院回数・日数の減少，不安・抑うつの軽減，急性増悪による入院後の回復促進がエビデンス A とされている．不安・抑うつといった精神・心理症状の軽減についても明らかになった点や，長時間作用型気管支拡張薬の効果を促進（エビデンス B）する点も注目であり，延命効果もいわれている[1)]．スタッフは多職種の医療従事者(医師，看護師のみならず理学療法士，呼吸療法士，作業療法士，管理栄養士，薬剤師，ソーシャルワーカー，ケアマネージャー，酸素業者など）がつねに緊密に協力し合う体制が基本となる．呼吸リハが COPD 患者に効果を認める機序としては，「呼吸困難 → 活動量低下 → 筋力低下 → 呼吸困難さらに増悪」という悪循環を逆方向に回転させることが考えられる（図❹）[24)]．身体活動性は，COPD の予後を規定する最も重要な因子の一つである．

先の報告[14)]では，呼吸リハをおこなったところ，61.3％がフレイルでなくなっていたとしている．一般に呼吸リハは，専門施設で監視下に実施されるプログラムが奨励されているが，最近海外では監視下ではない家庭でのプログラムが奏効した例[25)]もあり，近年在宅医療を重要視しているわが国の今後の方針に則していよう．

COPD 患者の摂食量低下の理由は，肺の過膨張，横隔膜の平抵化により容易に腹部膨満感が生じ，非効率的な呼吸運動に伴う咀嚼・嚥下運動の稚拙さ（嚥下障害患者も多い）の出現，食事という運動負荷による低酸素血症，呼吸困難感の発生によるところがある．ゆえに，それらを考慮した食事環境，食事内容が重要となる．リラックスした食事体勢，十分な食事時間，腹部膨満に留意（炭水化物，炭酸飲料などを避ける），少量で高エネルギー（高タンパク，脂質など）なものを摂取することが重要である．フレイル・サルコペニアを伴う COPD に有効な栄養療法のエビデンスはまだないようだが，タンパク質摂取量の低下は筋力低下と関連[26)]し，65 歳を超すと高タンパク質の食事摂取で死亡率が低下した報告[27)]や，高齢女性ではタンパク質摂取量が多い

ほどフレイルの発症リスクが小さいとの報告[28]がある．近年のエビデンスに基づいた推奨によると，高齢者の場合，（フレイル・サルコペニア予防の骨格筋量を維持するための）最適なタンパク質の摂取量は，少なくとも 1.0〜1.2 g／kg／日である[29]としている．また，ビタミン D が骨代謝作用に加え，筋肉にも直接よい作用を及ぼす可能性を示唆する報告[30]もあるが，それはビタミン D 不足の高齢者のみに効果があるとの報告[31]もあり評価は定まっていない．

　薬物治療は吸入薬が主体で抗コリン薬，β_2刺激薬の気管支拡張薬などになるが，単剤よりも作用機序の異なる複数の薬の効果を期待することが多い．長時間作用性抗コリン薬や長時間作用性 β_2刺激薬／吸入ステロイド薬配合剤は，気流閉塞の進行や死亡率を抑制（COPD の増悪抑制）する可能性があり，自覚的にも咳や痰が少なくなることがある．抗コリン薬の投与には，高齢者に多い前立腺肥大症や緑内障合併例には留意するべきである．しかし実際には，排尿障害より呼吸器症状の増悪のほうが日常生活に喫緊の問題であれば，優先順位を考えて抗コリン薬を処方することもある．緑内障も，閉塞隅角緑内障以外であれば問題ないことが多い．

　筋力低下，栄養障害，多臓器にシステム異常が起きているフレイルに，虚証，未病，予防医学の観点から治療を施す漢方薬による効果も注目されている．直接細菌やウイルスに作用する西洋医学に対し，多成分を配する漢方薬には胃腸の消化吸収能力を強化して栄養状態を改善し，疲労，気力，精神症状，免疫力も回復させて慢性炎症の治癒を促進させる効果があり，間接的に病気に対峙しようとするものである．ことに補中益気湯は直接的な免疫賦活作用も有しているのが特徴で，これまで COPD への効果が取りあげられ[32]〜[34]，感冒罹患回数低下，QOL 改善もあったとのことである．最近は補中益気湯と同じ参耆剤のなかでもとくに人参養栄湯が注目され，COPD 患者の食欲不振，体重減少，咳，痰，息切れなどの呼吸器症状や，かぜの罹患回

POINT

● COPD の治療は禁煙，感染予防の生活指導，呼吸リハ，薬物療法などがあげられるが，基本対策はフレイルの予防・進行阻止となる．

数，不眠，アルブミン値，NK 活性などの免疫機能を改善し，COPD に対しては補中益気湯や十全大補湯よりも陳皮，五味子，遠志などの生薬を含む人参養栄湯が効果があるとの報告[35]がある．高齢者では漢方薬を好む患者も多く，今後の COPD やフレイル対策に有用と考えられ展望がある．

また，うつ病は COPD 増悪・入院の独立した危険因子といわれている．労作時呼吸困難の訴えから引きこもり，食欲低下，ADL 低下，うつ状態を患う患者に COPD 患者が隠れていることもある[36]（精神心理的・社会的フレイル）．当初の主訴が精神的な症状のみである患者でも，喫煙歴，病歴を考慮して COPD を疑う必要があろう．

健康長寿を目指すためのフレイル予防には今後も疾患の啓発活動の実施が重要な役割をもつ．個別でも集団でも呼吸リハへ積極的に参加を促し，そのような機会を設けることも医療従事者の役割と思われる．筆者らも通院・地域の患者を対象に呼吸教室を 2000 年頃から開催，継続しており，以前に心理面にも効果があることを報告した[37]が，最近はさらに各地域で医療連携ネットワーク・地域包括ケアシステム・在宅医療体制の構築，啓発活動として健康長寿教室などの取り組みがおこなわれており，期待される．

▌▌▌ 診療の留意点とアドバイス

① 喫煙歴がある高齢者で慢性的に咳や痰がありながら受診せず，"かぜ症状"で病院に行き，軽快したため来院しなくなる患者に COPD 患者が含まれている可能性がある．その多くが最初は自分が COPD との意識はない．COPD 患者の早期発見のためには，呼吸器症状のなかで，階段・坂道の息切れの有無，"かぜ"を引きやすいか，動悸がするかなどの問診が大切である．

② 通院加療が継続しない理由の一つに，食欲低下，ADL 低下，うつ状態などで自宅に引きこもることがあげられる．うつ症状の患者のなかに COPD 患者が含まれていることもある．

③ 自覚症状の改善がないことで，通院を継続しなくなる患者も珍しくない．治療に前向きとなるような動機づけ，環境設定が必要となる．心理面の不

安感やストレスにはカウンセリング，個別でも集団でも呼吸リハへ積極的に参加できるような環境設定，健康・呼吸教室開催などの工夫がいる.

④高齢者は服薬アドヒアランスに注意が必要である．吸入薬を誤りなく確実に吸えているか，眼の前でサンプルを使って吸入操作を示したり（その際，対面よりも横並びに座って指導したほうがより誤りがない），適宜薬剤師からの指導も要する．当然正しく吸えていなければ効果は上がらない．高齢者は吸う力が弱い，入れ歯がある，手指や関節が上手く働かない，老眼，白内障，難聴，理解力・記憶力低下など種々の問題がある．ドライパウダー型吸入薬は高齢者では吸気速度が弱くて効果が不十分と思われがちだがさほどでもなく[38]，吸気のパターンが問題となる．すなわちドライパウダー型は力強く深く，エアゾール型はゆっくり深くが基本となる．噴霧補助器具，スペーサーなどを適宜使用するとよい．また，漢方薬などの粉末が飲み込みにくい（嚥下困難，障害），漢方薬，粉薬が苦手な高齢者もおり個別の対応が必要となる.

⑤高齢者は薬物吸収・代謝・解毒・排泄能力が低下しているうえ，複数の処方を受けていることが多い．本来の疾患による症候なのか，偶然の合併症なのか，薬の副作用か，薬の相乗作用か，判別できないことも多い．ふらつき・転倒，抑うつ，記憶障害，せん妄，食欲低下，便秘，排尿障害・尿失禁などが見られたら注意が必要である．日本老年医学会から多剤併用（ポリファーマシー）による有害事象などを避けるため，適正処方のガイドライン[39]が示されている．5種類以上の服薬には適否を熟慮することや，つねに副作用も念頭においておきたい．漢方薬も含まれる生薬によっては安全とは限らず（たとえば甘草を含むと偽アルドステロン症から低カリウム血症を起こす），血圧，血液検査を定期的におこない，浮腫，動悸，腹痛，下痢，呼吸器症状の悪化などがあれば副作用を疑う．吸入薬ではうがい効果不足による副作用，カンジダ発生の可能性があり，口腔内から咽頭・喉頭への訴えに留意する.

▌▌▌ COPDとフレイルの関係性

　以上のことをふまえると，フレイルの状態だから COPD になりやすいのか，また，COPD 患者だから容易にフレイルになるのか．先の Maddocks らの報告[14]によると，COPD 患者のフレイル有病率は 25.6％であり，COPD 患者全員がフレイルではない．呼吸リハをおこなうと，フレイルの 61.3％がフレイルから脱却したが，フレイルから脱却すれば COPD も改善するかといわれるとそうでもないはずである．フレイルがあるから COPD に罹患しやすいか否かは，（COPD の原因が喫煙であることは確かだがその発症分子機構が特定できていない限り）結論は出ないが，現状ではフレイルがない患者よりはフレイルを伴う COPD 患者が重症になりやすいのは明白である．COPDの治療に，フレイル対策が必要であることも自明の理となるが，フレイルが COPD 発症に及ぼすメカニズムを明らかにすることは今後の課題となろう．

（須藤 英一）

▌ References ▌

1) 日本呼吸器学会 COPD ガイドライン第 5 版作成委員会：COPD（慢性閉塞性肺疾患）診断と治療のためのガイドライン 2018［第 5 版］，日本呼吸器学会，東京，2018

2) Fukuchi *et al*：COPD in Japan：the Nippon COPD Epidemiology study. *Respirology* **9**：458-465, 2004

3) Shimada H *et al*：Combined prevalence of frailty and mild cognitive impairment in a population of elderly Japanese people. *J Am Med Dir Assoc* **14**：518-524, 2013

4) Fabbri LM *et al*：From COPD to chronic systemic inflammatory syndrome? *Lancet* **370**：797-799, 2007

5) Barnes PJ *et al*：Systemic manifestations and comorbidities of COPD. *Eur Respir J* **33**：1165-1185, 2009

6) Morley JE *et al*：Chronic obstructive pulmonary disease：a disease of older persons. *J Am Med Dir Assoc* **15**：151-153, 2014

7) de Godoy I *et al*：Elevated TNF-alpha production by peripheral blood monocytes of weight-losing COPD patients. *Am J Respir Crit Care Med* **153**：633-637, 1996

8) Amitani M *et al*：Control of food intake and muscle wasting in cachexia. *Int J Biochem Cell Biol* **45**：2179-2185, 2013

9) Xue QL *et al*：Initial manifestations of frailty criteria and the development of frailty phenotype in the Women's Health and Aging Study II. *J Gerontol A Biol Sci Med Sci* **63**：984-990, 2008

10) Galizia G *et al*：Role of clinical frailty on long-term mortality of elderly subjects with and without chronic obstructive pulmonary disease. *Aging Clin Exp Res* **23**：118-125, 2011

11) Park SK *et al*：Frailty in people with COPD, using the National Health and Nutrition Evaluation Sur-

vey dataset（2003-2006）. *Heart Lung* **42**：163-170, 2013

12) Mittal N *et al*：The frequency of frailty in ambulatory patients with chronic lung disease. *J Prim Care Community Health* **7**：10-15, 2016
13) Lahousse L *et al*：Risk of frailty in elderly with COPD：a population-based study. *J Gerontol A Biol Sci Med Sci* **71**：689-695, 2016
14) Maddocks M *et al*：Physical frailty and pulmonary rehabilitation in COPD：a prospective cohort study. *Thorax* **71**：988-995, 2016
15) Limpawattana P *et al*：Frailty syndrome in ambulatory patients with COPD. *Int J Chron Obstruct Pulmon Dis* **12**：1193-1198, 2017
16) Celis Preciado CA *et al*：Frailty and COPD are better predictors of mortality rather than each entity alone：a secondary analysis of the CRELES study. *Am J Respir Crit Care Med* **195**：A2728, 2017
17) Attwell L *et al*：Response to pulmonary rehabilitation in older people with physical frailty, sarcopenia and chronic lung disease. *Geriatrics* **2**：9-15, 2017
18) Wilson DO *et al*：Body weight in chronic obstructive pulmonary disease. The National Institutes of Health Intermittent Positive-Pressure Breathing Trial. *Am Rev Repir Dis* **139**：1435-1438, 1989
19) Cao C *et al*：Body mass index and mortality in chronic obstructive pulmonary disease：a meta-analysis. *PLoS One* **7**：e43892, 2012
20) Waschki B *et al*：Physical activity is the strongest predictor of all-cause mortality in patients with COPD：a prospective cohort study. *Chest* **140**：331-342, 2011
21) Akishita M *et al*：Effects of physical exercise on plasma concentrations of sex hormones in elderly women with dementia. *J Am Geriatr Soc* **53**：1076-1077, 2005
22) Kim JS *et al*：Load-mediated downregulation of myostatin mRNA is not sufficient to promote myofiber hypertrophy in humans：a cluster analysis. *J Appl Physiol*（*1985*）**103**：1488-1495, 2007
23) Global Initiative for Chronic Obstructive Lung Disease（GOLD）
http://www.goldcopd.com
24) 海老原覚ほか：高齢者の呼吸リハビリテーション. *Geriat Med* **54**：1073-1076, 2016
25) Holland AE *et al*：Home-based rehabilitation for COPD using minimal resources：a randomized, controlled equivalence trial. *Thorax* **72**：57-65, 2017
26) Bartali B *et al*：Protein intake and muscle strength in older persons：does inflammation matter? *J Am Geriatr Soc* **60**：480-484, 2012
27) Levine ME *et al*：Low protein intake is associated with a major reduction in IGF-1, cancer, and overall mortality in the 65 and younger but not older population. *Cell Metab* **19**：407-417, 2014
28) Vellas B *et al*：The Mini Nutritional Assessment（MNA）and its use in grading the nutritional state of elderly patients. *Nutrition* **15**：116-122, 1999
29) Bauer J *et al*：Evidence-based recommendations for optimal dietary protein intake in older people：a position paper from the PROT-AGE Study Group. *J Am Med Dir Assoc* **14**：542-559, 2013
30) Ferrando AA *et al*：EAA supplementation to increase nitrogen intake improves muscle function during bed rest in the elderly. *Clin Nutr* **29**：18-23, 2010
31) Wilhelm-Leen ER *et al*：Vitamin D deficiency and frailty in older Americans. *J Intern Med* **268**：171-180, 2010
32) 卯木希代子ほか：COPD 患者の QOL に及ぼす補中益気湯投与の効果の検討. 漢方と免疫・アレルギー **17**：79-88, 2004
33) 福地義之助ほか：慢性閉塞性肺疾患に対する漢方治療の有用性評価に関する研究. 厚生労働省科学研究研究費補助金長寿科学総合研究事業 平成 18 年度総括研究報告書, 2007, pp.1-31
34) Tatsumi K *et al*：Hochuekkito improves systemic inflammation and nutritional status in elderly patients with chronic obstructive pulmonary disease. *J Am Geriatr Soc* **57**：169-170, 2009
35) 加藤士郎ほか：慢性閉塞性肺疾患における 3 大参耆剤の臨床的有効性. 漢方医学 **40**：172-176, 2016
36) 須藤英一ほか：臨床ノート 症例から学ぶピットフォール "かぜ"はもちろん,"引きこもり"も肺炎や慢性閉塞性肺疾患（COPD）の兆候！ 内科 **107**：339-342, 2011

37）須藤英一ほか：呼吸教室開催による慢性呼吸器疾患患者への影響〜心理面の評価を中心に〜．日老医誌 **43**：630-634，2006
38）大道光秀ほか：COPD 患者における吸気流速調査について．日呼吸会誌 **49**：479-487，2011
39）日本老年医学会／日本医療研究開発機構研究費・高齢者の薬物治療の安全性に関する研究研究班：高齢者の安全な薬物療法ガイドライン 2015，日本老年医学会，東京，2015

PART 3

2 間質性肺炎の治療とフレイル

　間質性肺炎は主に肺胞隔壁を炎症，線維化病変の場とする疾患の総称である．原因が特定できない特発性間質性肺炎（idiopathic interstitial pneumonias：IIPs）のうち最も頻度が高く，予後が悪い疾患群が特発性肺線維症（idiopathic pulmonary fibrosis：IPF）である[1]～[4]．IPF は喫煙と深く関連し，慢性閉塞性肺疾患（COPD）との合併（気腫合併肺線維症：CPFE）が多い．ここでは高齢者における IPF の特徴と診断・治療，フレイルとの関連について概説する．

▌▌▌ 高齢者 IPF の特徴と診断

　詳細な問診（環境曝露や職業歴，膠原病を示唆する症状，服薬歴，感染症状，住居環境，鳥との接触歴など）を聴取する．身体所見は聴診上肺底部の fine crackles を聴取し，ばち指も 30～60％で認められる．女性は膠原病肺の比率が高くなるため，膠原病を示唆するような関節腫脹や皮膚所見，結膜の充血などを入念に診察する．進行例では，チアノーゼや肺性心，浮腫，低酸素血症，右心不全兆候が認められる．

　IPF の診断は臨床像，胸部 HRCT 所見，肺生検の病理学的所見などを総合して診断する．高分解能 CT 所見で両肺底部，胸膜直下優位に明らかな蜂巣肺を伴う網状陰影を認める場合は病理組織がなくとも臨床的に IPF と診断できる[1][3]．IPF に非典型的な所見がある場合は専門施設での，外科的肺生検の適応を検討するが，高齢者は他臓器の合併症などリスクを十分評価したうえで生検をおこなう必要があり，高リスク例はまず経過観察し，進行性を評価する．

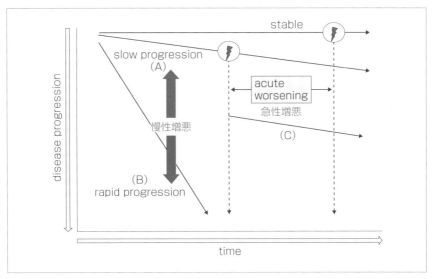

図❶ IPF の経過
患者の大多数は緩徐に進行していくが（A），一部の患者では急速進行性に悪化することが知られている（B）．また，緩徐に進行する患者のなかにも急性増悪をきたし，死亡あるいは段階的に悪化する患者も認められる（C）．

（文献３より引用）

1. 臨床像

1）発症経過，臨床症状

　通常慢性に経過し，主症状は乾性咳嗽や労作時呼吸困難である．10〜30％の症例で急激に呼吸不全が進行する急性増悪をきたし予後不良な転帰をたどる．病勢の進行は各症例によって異なり，数年来安定している症例から数ヵ月の単位で悪化するような急速進行例も存在する（**図❶**）．

2）臨床検査

　血清マーカーとしては，KL-6，SP-A，SP-D が高率に陽性となり，病勢，治療反応性の評価に用いられている．

3）画像所見

　胸部単純 X 線では両側肺びまん性の網状陰影が中下肺野，末梢優位に広が

PART 3 各疾患に対する治療とフレイル

49

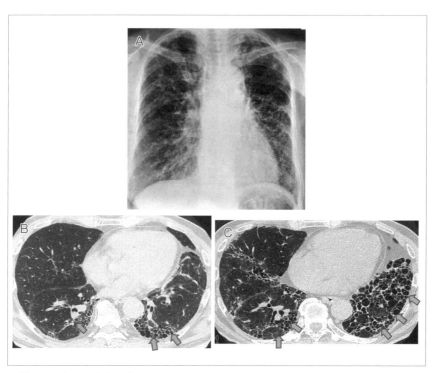

図❷　IPF 患者の胸部画像

A：単純 X 線写真．両側肺びまん性網状陰影が中下肺野，末梢優位に広がり，多くは肺の容積減少を認める．蜂巣肺は網状輪状陰影として認められる．

B：CT 像．胸部高分解能 CT 所見ではすりガラス陰影，牽引性気管支拡張，蜂巣肺（矢印）が肺全体もしくは小葉内に不均一に分布する．病初期には両肺底部，背側胸膜直下優位に蜂巣肺を伴う網状陰影を認める．

C：その後の推移．病変が進行すると，所見はほぼ全肺野に広がり，蜂巣肺の範囲も拡大する（矢印）．

り，多くは肺の容積減少を認める（図❷A）．CPFE では上葉の気腫性変化のために，容量減少が認められない場合もある．

　胸部高分解能 CT 所見ではすりガラス陰影，牽引性気管支拡張，蜂巣肺が肺全体もしくは小葉内に不均一に分布する．病初期には両肺底部，背側胸膜

POINT

● 自覚症状・労作時低酸素血症（呼吸不全）の程度を評価する．
● 呼吸不全の程度に応じて適切な流量の酸素療法をおこなう．酸素療法をおこないながらリハビリテーションを実施する．

表❶　IPFの重症度分類

Ⅰ度	安静時 PaO_2　80 Torr 以上	
Ⅱ度	安静時 PaO_2　79〜70 Torr	90％未満の場合はⅢにする
Ⅲ度	安静時 PaO_2　69〜60 Torr	90％未満の場合はⅣにする（危険な場合は測定不要）
Ⅳ度	安静時 PaO_2　59 Torr 以下	（測定不要）

安静時の動脈血酸素分圧（PaO_2）値と歩行時の desaturation の有無により重症度Ⅰ度からⅣ度までに分類されている.

直下優位に蜂巣肺を伴う網状陰影を認める. 病変が進行すると, 所見はほぼ全肺野に広がり, 蜂巣肺の範囲も拡大する（図❷B, C）.

4）呼吸機能検査

　拘束性障害〔肺活量（VC）の低下〕がみられる. 肺拡散能（DLCO）低下はVCの減少に先立って起こる. CPFEでは, VCが保たれ拘束性換気障害をきたさないこともある. 安静時動脈血液ガスが正常であっても, 労作時に低酸素血症をきたすことがある. 運動時の低酸素血症の有無により重症度, 治療方針, 酸素療法の必要性などが決まるため, 6分間歩行試験での評価が必要である（表❶）.

▐▌▌ 治療と管理の考え方

　IPFの治療薬として, 2000年のATS/ERSの共同声明[2]では, ステロイド薬と免疫抑制薬が推奨治療薬とされていたが, 治療の主眼が抗炎症から抗線維化へパラダイムシフトし, ピルフェニドンやニンテダニブなどの抗線維化薬が治療薬の中心となっている. 2011年にIPFの国際ガイドラインが公表さ

POINT
- 高齢者における抗線維化薬導入は慎重に.
- 高齢者では抗線維化薬の有害事象に十分注意を払う.

れ，2015年に治療部分が改訂され，推奨治療が示されている[3)4)]．ピルフェニドンは努力性肺活量（FVC）の経時的低下抑制と無増悪生存期間の延長が示されている[5)~7)]．消化器症状，光線過敏症，肝機能障害などの副作用に注意が必要である．ニンテダニブは複数のチロシンキナーゼを標的とする細胞内阻害薬で，FVCの経時的低下抑制効果が示されている．下痢，肝機能障害などに注意が必要である[8)]．

　高齢者では潜在性に腎機能や肝機能障害を有する症例が多く，抗線維化薬の適応は，効果と副作用のリスクを十分検討し，必ずしも全例が治療適応とならないことを理解しておく．自覚症状が乏しく，呼吸不全のない高齢者で進行が遅い場合には無治療で定期的に経過観察し，増悪例に対しては薬物療法を検討する．実際，抗線維化薬の有害事象として食欲不振や心窩部不快感，下痢などといった消化器症状が多く，高齢者では，有害事象を契機に日常生活動作（ADL）や筋力が低下し，フレイルに陥ることも少なくない．当科のデータでは，高齢者における抗線維化薬の忍容性は悪く，さらには，体重が少なくBMIが低い患者は有害事象や病勢の進行により，抗線維化薬の長期服用が困難であることが示されている．したがって，フレイルに陥っている症例においては，抗線維化薬が使用困難となる．IPFにおいては，労作時の呼吸困難から体動困難となる症例が多く，体動時の酸素飽和度が90%未満となる症例や肺高血圧を合併した症例においては在宅酸素療法が必要となる．

　IPFの予後については，診断からの平均生存期間は3～5年前後といわれている．予後不良因子として，急性増悪と肺がんの合併がある．IPF全体の

多職種の視点　抗線維化薬の副作用と対処法

ピルフェニドンの有害事象は消化器症状，光線過敏症，肝機能障害などである．食思不振などの消化器症状が最も多く，モサプリドやプロトンポンプ阻害薬を投与初期から併用する．光線過敏症は，サンスクリーンなどの紫外線対策で対応可能な例が多い．ニンテダニブは下痢，肝機能障害などに注意が必要である．下痢に対してはロペラミド投与で効果があれば，同量で投与継続し，効果不十分の場合には減量，もしくは中止する．肝機能障害については，AST or ALTが基準値上限の3倍以上上昇し，症状を伴う場合には投薬を中止し，再投与はおこなわない．症状を伴わない場合には減量もしくは中断し，肝機能が改善した場合は再増量もしくは再投与してもよい．

20〜30％の症例が急性増悪を発症し，その生存期間中央値は60日前後といわれている[1]．また肺がんの発症率は10〜30％と高率で，相対リスクは7〜14倍とIPFの死因の大きな要素を占めている．このほかに呼吸器感染症，気胸，縦隔気腫などが予後悪化因子といわれており種々の合併症が予後を左右することも多い[1][3]．

IPFの治療とフレイル

本疾患のADLは呼吸不全に大きく依存し，呼吸不全の悪化とともに労作時呼吸困難が悪化し運動困難となる．これに随伴し筋力低下が惹起され，ADLが低下する．KoyamaらはIPFの急性増悪症例のADLをBarthel indexを用いて検討し，急性増悪後のADL低下は呼吸不全に依存し，急性増悪前の状態まで回復しないことを報告している[9]．

また，CPFEにおいては，COPDの病態も合併する．IPFとフレイルとの関連の報告は多くないが，COPDに関連した報告が散見される．Mittalらは，120名のCOPD患者においてFriedの診断法によるフレイル，フレイル前段階はそれぞれ17.5，64.2％であったと報告している[10]．また，ロッテルダム研究では，COPD患者が19％存在し，うちフレイルの有病率は10.2％で，非COPD患者の2倍以上フレイルのリスクが高く，COPDの重症度がフレイル有病率と関連したとしている[11]．COPDでは，身体活動の低下と慢性炎症が骨格筋量自体を減少させ，フレイルの診断にかかわる機能を低下させるとされており，IPFやCPFEでも同様の関連が予測される．当院においては，IPFに対して積極的にリハビリテーションをおこない，フレイルのリスクを減らす試みをおこなっている．

（坂本　晋）

References

1) 日本呼吸器学会びまん性肺疾患診断・治療ガイドライン作成委員会：特発性間質性肺炎診断と治療の手引き（改訂第3版），南江堂，東京，2016
2) American Thoracic Society. Idiopathic pulmonary fibrosis：diagnosis and treatment. International consensus statement. American Thoracic Society（ATS），and the European Respiratory Society

（ERS）. *Am J Respir Crit Care Med* **161** : 646–664, 2000
3) Raghu G *et al* : An official ATS/ERS/JRS/ALAT statement : idiopathic pulmonary fibrosis : Evidence-based guidelines for diagnosis and management. *Am J Respir Crit Care Med* **183** : 788–824, 2011
4) Raghu G *et al* : An Official ATS/ERS/JRS/ALAT Clinical Practice Guideline : Treatment of Idiopathic Pulmonary Fibrosis. An Update of the 2011 Clinical Practice Guideline. *Am J Respir Crit Care Med* **192** : e3–19, 2015
5) Taniguchi H *et al* : Pirfenidone in idiopathic pulmonary fibrosis. *Eur Respir J* **35** : 821–829, 2010
6) Noble PW *et al* : Pirfenidone in patients with idiopathic pulmonary fibrosis（CAPACITY）: two randomized trials. *Lancet* **377** : 1760–1769, 2011
7) Talmadge EK *et al* : A Phase 3 Trial of Pirfenidone in patients with idiopathic pulmonary fibrosis. *N Engl J Med* **370** : 2083–2092, 2014
8) Richeldi L *et al* : Efficacy and safety of nintedanib in idiopathic pulmonary fibrosis. *N Engl J Med* **370** : 2071–2082, 2014
9) Koyama K *et al* : The activities of daily living after an acute exacerbation of idiopathic pulmonary fibrosis. *Intern Med* **56** : 2837–2843, 2017
10) Mittal N *et al* : The frequency of frailty in ambulatory patients with chronic lung diseases. *J Prim Care Community Health* **7** : 10–15, 2016
11) Lahousse L *et al* : Risk of frailty in elderly with COPD : a population based study. *J Gerontol A Biol Sci Med Sci* **71** : 689–695, 2016

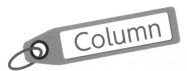

時代は治し支える医療へ

　筆者が在籍した大学院生時代からの恩師の福地義之助先生から指導を受け，COPD患者に初めて呼吸リハ（らしきもの）を開始した1990年代初頭は当然保険診療が認められる前であり，肺理学療法・運動療法をボランティアでおこなうという域を出ていなかった．無論，呼吸リハは体系化されておらず，試行錯誤した時代であり，エビデンスの有無が議論される以前であった．

　今や世界的にも高齢化が進むなかで，日本のCOPD対策は急速に進歩し注目され，隔世の感がある．それは優れた先生方，医療スタッフ方の業績により成されたものであり，敬服に値する．

　しかし時代はさらに進み“高齢者の高齢化”がますます際立つ疾病構造のなかで，「治す医療」から「治し支える医療」への転換が求められている．フレイルを定義した意義（つまりフレイルは“看取り”の段階とは異なり，健常な状態に戻りうる可逆性を有している）に立ち返り，disabilityな状態に進展する前に，いかに早期に一人でも多く対象者を見つけ出し，服薬治療，食事療法，運動療法（運動習慣）などを駆使して健常な状態に復すことができるか，わが国は世界の先端を走る超高齢社会のモデルとなっており世界は注視している．われわれ医療従事者の心掛け，チームワークのよさ，センスが試されているのである．

（須藤　英一）

3 | 誤嚥性肺炎の治療とフレイル

　高齢者肺炎の主である誤嚥性肺炎の原因には，夜間に惹起しやすい唾液などの「不顕性誤嚥」と食事の際の「顕性誤嚥」がある．誤嚥性肺炎と摂食嚥下障害は表裏一体ではあるが，別な病態である．

▌▌▌ 誤嚥性肺炎とフレイルとの関係（図❶）[1]

　誤嚥性肺炎のフレイルを考えた時，オーラルフレイル（歯の本数，舌圧など）に加え，咽喉頭フレイルが重要になる．咽喉頭フレイルには，大脳基底核のラクナ梗塞による嚥下反射や咳反射などの上気道防御反射の低下に代表される咽頭期障害がある．誤嚥性肺炎発症には，咽頭期障害が密接に関与する[2]．

　オーラルフレイルの状態がdisabilityに近づけば，適切な食塊が作れない，咽頭に送るスピード低下など，脳機能低下も背景の一因に加わり，口腔期障害から間接的に咽頭期障害および誤嚥性肺炎発症へと連鎖する．

　上気道防御反射のフレイリティーであるが，最初に，嚥下反射低化より認められ，進行とともに咳反射低下をきたし，肺炎発症につながっていく（図❷）[3)4]．また，プレフレイルに該当すると考えられるが，誤嚥性肺炎罹患高齢者においては，咳衝動の低下もみられる[5]．さらに，Komatsuら[6]の報告によると，くり返す肺炎は呼吸関連筋群の萎縮をきたす．

　以上より，「誤嚥性肺炎フレイル」は嚥下反射低下を端緒としながら，咳反射低下を次第にきたし，肺炎発症に至るまでといえる．そして，引き続き起こりうる「誤嚥性肺炎サルコペニア」の結果，肺炎罹患による筋肉萎縮，咳フロー・喀痰能低下，くり返す肺炎発症という負のスパイラルをきたす．誤嚥性肺炎サルコペニアは，嚥下圧低下とともに摂食嚥下障害・低栄養をきたし，終末期医療の対象になる．

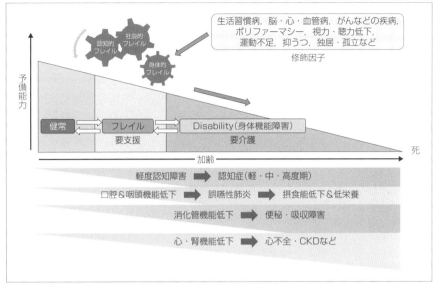

図❶　高齢者診療概念図 —誤嚥性肺炎

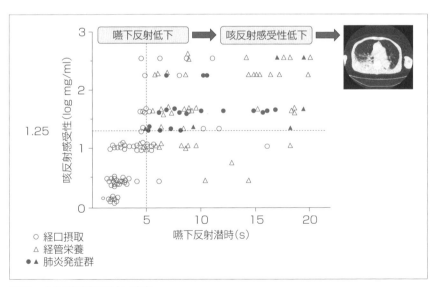

図❷　上気道防御反射と肺炎

（文献 3 より改変引用）

誤嚥性肺炎フレイルに関与する脳神経系

　嚥下や咳の上位中枢として運動感覚野や島が想定されている．また，温度や辛味といった侵害受容は，舌咽神経や迷走神経知覚枝の脊髄後角入力によりサブスタンスＰ（SP）を介して，外側脊髄視床路を上行し，皮質感覚中枢に到達する．そして，運動野・島皮質から延髄嚥下中枢への出力系も嚥下反射を修飾する．ドーパミン作動性神経系は SP 産生に関与し，感覚閾値を下げる．大脳基底核に存在するラクナ梗塞の存在が，とくに夜間の嚥下反射低下に寄与し[4]，さらに，くり返す誤嚥性肺炎罹患の入院患者において島皮質の血流低下が認められた[7]．

他臓器フレイルとの関係

　高齢者は食道胃接合部の弛緩，食道裂孔ヘルニアの増加，便秘などの腸管運動機能低下，骨粗鬆症・腰椎圧迫骨折による円背などにより，胃酸および胃内容物が逆流しやすい．胃酸は嚥下反射を劣化する[8]．

健康寿命との関連

　認知症高齢者の予後に大きく影響を与える疾患の一つに，肺炎と摂食嚥下障害がある．また，肺炎罹患は認知症発症を早めるとの報告もあり，認知症と肺炎の相互関係，さらに，肺炎罹患による誤嚥性肺炎リスク因子の悪化および日常生活動作（ADL）低下の相互スパイラル関係が多数報告されている．

POINT

● 不顕性誤嚥の存在は分かりにくいため，脳画像でラクナ梗塞の存在を確認する．
● 腹部XP撮影を一度はおこなう．食道裂孔ヘルニア・円背の存在をチェックする．

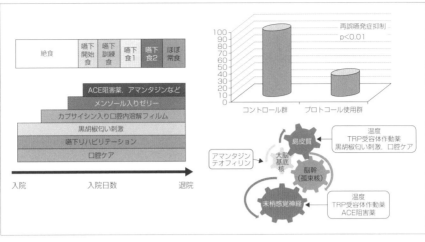

図❸　肺炎を予防するためにできる予防・ケア
感覚刺激を用いた，誤嚥性肺炎罹患食い止め後患者の摂食再開プロトコールとその効果

治療および管理の考え方

　市中肺炎（CAP）および医療・介護関連肺炎（NHCAP）においては，易反復性の誤嚥性肺炎リスクが存在したり，疾患の末期や老衰状態の時，「個人の意思や QOL を考慮した治療・ケア」が提唱された[9]．高齢者誤嚥性肺炎に対して，「予防に勝る治療はなし」と考えられ，できうることを発症予防の観点から考える．

多職種の視点　嚥下機能の評価

現在，私達は，MASA（Mann Assessment of Swallowing Ability）を用いて，嚥下障害の重症度や誤嚥リスクを効率的にスクリーニングし，食形態を含めた安全な摂食方法を提示している．従来の嚥下機能評価（RSST，MWST，FT）では大まかな嚥下機能の評価は可能であったが，食事形態の選定には不適切な部分が多かった．その点，MASA は認知機能から発声構音機能，呼吸機能など，包括的な評価であることが食事形態の選定につながると考えられ，また，重症度も比較的判定しやすい印象がある．しかし，不顕性誤嚥の検出は，この MASA をはじめ他スケールでも，困難であると常々感じている．
（言語聴覚士・林　良幸）

1. 誤嚥惹起薬剤の整理[10]

注意を要する薬剤は，嚥下反射潜時低下をきたす定型抗精神病薬，および誤嚥性肺炎の発症関連因子である口腔乾燥，腸管運動低下をきたす抗コリン剤である．最近の報告においては，ベンゾジアゼピン系薬剤も肺炎発症のリスクになる報告が相次いでいる[11]．

2. 肺炎を予防するためにできる予防・ケア[12]

①アンジオテンシン変換酵素（ACE）阻害薬，②ドーパミン遊離促進薬，③口腔ケア，④物性，⑤温度，⑥香辛料（$TRPV_1$ 作動のカプサイシン，$TRPM_8$ 作動のメンソールを主成分とするミント，黒胡椒のアロマによる匂い刺激）など，ケアと食の物性の段階的引き上げを連携した丁寧な介入を提案する（図❸）[11]．

（海老原 孝枝）

POINT

- ACE 阻害薬の誤嚥予防は，より女性に効果が期待される．
- 黒胡椒匂い刺激は，慢性副鼻腔炎など鼻粘膜疾患の存在する場合および D2 受容体阻害作用の強い定型抗精神病薬の投薬下で効果減弱しやすい．

■ References ■

1) 海老原孝枝ほか：杏林大学高齢医学教室 診療概念図
   http://www.kyorin-.ac.jp/univ/graduate/medicine/education/departments/geriatr-med/
2) Tanaka T *et al*：Oral frailty as a risk factor for physical frailty and mortality in community-dwelling elderly. *J Gerontol A Biol Sci Med Sci* **73**：1661-1667, 2018
3) Nakajoh K *et al*：Relation between incidence of pneumonia and protective reflexes in post-stroke patients with oral or tube feeding. *J Intern Med* **247**：39-42, 2000
4) Yamaya M *et al*：Interventions to prevent pneumonia among older adults. *J Am Geriatr Soc* **49**：85-90, 2001
5) Yamanda S *et al*：Impaired urge-to-cough in elderly patients with aspiration pneumonia. *Cough* **4**：11, 2004
6) Komatsu R *et al*：Aspiration pneumonia induces muscle atrophy in the respiratory, skeletal, and swallowing systems. *J Cachexia Sarcopenia and Muscle* **9**：643-653, 2018
7) Okamura N *et al*：Aspiration pneumonia and insular hypoperfusion in patients with cerebrovascular disease. *J Am Geriatr Soc* **52**：645-646, 2004
8) Ebihara T *et al*：Acid and swallowing reflex. *Geriatr Gerontol Intern* **7**：94-95, 2007
9) 日本呼吸器学会成人肺炎診療ガイドライン 2017 作成委員会：成人肺炎診療ガイドライン 2017,

日本呼吸器学会，東京，2017

10）日本老年医学会/日本医療研究開発機構研究費・高齢者の薬物治療の安全性に関する研究研究
班：高齢者の安全な薬物療法ガイドライン 2015，日本老年医学会，東京，2015

11）Taipale H *et al*：Risk of pneumonia associated with incident benzodiazepine use among community-dwelling adults with Alzheimer disease. *CMAJ* **189**：E519-529, 2017

12）Ebihara S *et al*：Cough in the elderly：a novel strategy for preventing aspiration pneumonia. *Pulm Pharmacol Ther* **24**：318-323, 2011

4 肺結核，NTM症の治療とフレイル

昭和20年代，ほんの50年前までは，結核は日本人の死因の第1位であった．その後，結核による死亡率・罹患率ともに大きく低下しているが，今でも1日に50人の新しい患者が発生し，5人が命を落としている．昭和20年代には，結核は若者の病気であったが，現在は新規登録患者・死亡患者ともに，その多くは70歳以上の高齢者が占める[1]．

また，結核以外の抗酸菌症，すなわち非結核性抗酸菌症（non-tuberculosis mycobacterium：NTM症）の増加が全世界的に問題となっており，この疾患も高齢者を中心に増えている．わが国では，2011年にはNTM症の罹患率が喀痰培養陽性の肺結核患者数を上回り，死亡数も増加しているが，その管理・治療に関しては，まだ一定の見解はない[2]．いずれも，フレイルを背景に発症しうるし，フレイルから要介護状態への移行のきっかけとなりうる．

ここでは，決して過去の病気ではない肺結核と，急速に増加しているNTM症について，高齢患者の特徴を中心に述べる．

抗酸菌症とは

結核と非結核性抗酸菌（NTM）は，いずれも「抗酸菌」に属する．抗酸菌は，結核菌を含むMycobacterium属に属するグラム陰性桿菌の総称である．「抗酸菌」という名は，菌を染色する際に“酸により脱色されにくい”という染色性に由来する．抗酸菌には染色性以外にもいくつかの特徴があり，通常のグラム染色や細菌培養検査では見つけることができない．そのため，抗酸菌を検出する際には，検体を出す際に「抗酸菌塗抹・培養検査」としてオーダーしなければならない．

結核は数ある抗酸菌のなかの一種である．そのなかで，結核菌（正確には結核菌群）とらい菌を除いたものをNTMと呼び，NTMによる肺感染症を肺

NTM症という．NTMは約150種類存在するが，そのなかでヒトに病原性を有するのは約50種程度であり，わが国では *Mycobacterium avium* と *Mycobacterium intracellulare* を含む M. avium complex（MAC）が80％を占める．

▌▌▌ 結核

　肺結核は結核菌が体内に侵入（感染）し，肺に炎症を起こす疾患（発症）である．感染しているが，発症していない状態を潜在性肺結核（latent tuberculosis infection：LTBI）という．感染症法にもとづき，医師には結核（肺外結核も含める）と治療が必要なLTBIの報告義務がある．

　高齢者の結核の特徴は，「特徴がない」ことである．若年者と比較すると，①インターフェロンγ遊離試験（IGRA）での陽性率が低い，②空洞形成が少ない，③呼吸器症状がなく熱発や食欲不振などの全身症状のみである場合が多い，といった違いがある．しかし，非特異的な症状で発症するのは結核だけではない．高齢者の誤嚥性肺炎や心不全にもほぼ当てはまる．つまり，臨床症状や画像所見だけで，高齢者結核を診断することも除外することも困難である．また，高齢者では肺結核に典型的とされるCTでの"tree-in-bud sign"（木の芽サイン）を呈さない症例や，通常の肺炎治療で一時的な改善を示す症例もめずらしくない．

　結核が重要視されるのは「空気感染」するためである．空気感染は，①咳により結核菌を含む飛沫が飛散する，②その飛沫が乾燥し飛沫核となり30分以上空気中を漂う，③その飛沫核を肺に吸い込む，ことにより成立する．それぞれの段階の感染予防対策を表❶に示す．

　すべての結核患者が感染性を有しているわけではない．排菌していない患者は隔離不要である．ここでいう，排菌していない患者とは，3回連続で喀痰塗抹が陰性の患者のことを指す．胃液や気管支鏡検査で得られた検体では感染性が判断できないため，可能な限り喀痰検査を実施する．

POINT

● 結核の蔓延を防ぐためには，早期発見・感染対策・薬物治療が重要である．

表❶ 結核菌の院内・施設内感染対策

段階	対策
①飛沫の発生	結核（疑い）患者を早期発見する. 結核（疑い）患者のサージカルマスク着用. 不必要な咳嗽や排痰誘発を避ける. 結核治療を開始する.
②空気中に浮遊する飛沫核	排菌患者を陰圧室に入室させ，拡散を防ぐ．陰圧室がなければ個室に入室させ，室内を十分に換気する. HEPA フィルター，紫外線殺菌灯で結核菌を減らす.
③飛沫核の吸い込み	患者と接触する際に N95 マスクを着用. その際，マスクフィッティングをよく確認する.

詳しくは，結核予防会の発行する「結核院内（施設内）感染対策の手引き 平成 26 年版」を参照のこと.

　感染対策をおこなうには早期発見が重要である．結核の診断あるいは除外のための検査の流れを図❶に示す．咳が 2 週間以上続く高齢者では胸部レントゲン写真を撮る．たとえ咳がなくても胸部レントゲン写真で異常があった場合は，結核を疑い積極的に検査することが望ましい．肺炎患者の全例で抗酸菌検査をすることが難しい場合でも，ニューキノロン系の薬を処方する前には必ず検査をするべきであると筆者は考える．IGRA は，結核感染の有無を血液検査で知ることのできる有用なツールであるが，過去の感染との鑑別ができないことや，偽陰性，陽転化までのタイムラグなどの問題がある．IGRA の一つであるクオンティフェロン® TB-2G では，65 歳未満の活動性結核では陽性率が 75％台後半であるが，75 歳以上では 65％程度に落ちる[3]．

　治療は図❷に示した抗結核薬の多剤内服が原則である．耐性菌の発生を防ぐために，単剤治療は決しておこなってはならない．耐性結核に関しては，専門家に相談すべきである．結核治療は副作用，そしてアドヒアランスとの戦いである．図❷に主な抗結核薬の副作用を記すが，なかでもイソニアジドの末梢神経障害とエタンブトールの視神経障害，ストレプトマイシンの平衡感覚障害は，血液検査では分からないため患者によく確認する．最近の調査では 80 歳以上の高齢者であってもピラジナミドによる肝障害の発生率は若年者と変わらないとの報告もあり，厳重な管理下であれば若年者同様の 4 剤

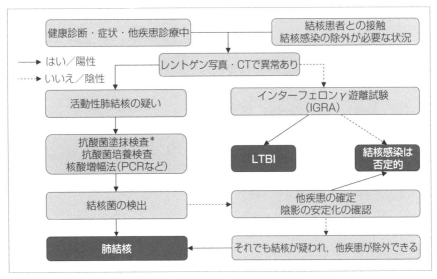

図❶　肺結核診断までの流れ
いずれかの終着点に到達するように検査をおこなう.
*喀痰が得られない場合は,誘発喀痰・胃液採取・気管支洗浄を考慮する.

治療が望ましい[4].

　高齢者のLTBIに関しても積極的治療が必要と考えるが,治療適応に関しては,日本結核病学会が2013年に出した「潜在性結核感染症治療指針」が参考になる.

⠿ NTM症

　先に述べたように,わが国のNTM症の起炎菌の80%以上をMACが占め,残りは *M. kansasii*, *M. abscessus*, *M. gordonae* などである.ここでは,肺MAC症を中心に述べる.

POINT

● 高齢者では抗結核薬による副作用が起こりやすいが,厳重な管理のもと,適切な治療をおこなうべきである.

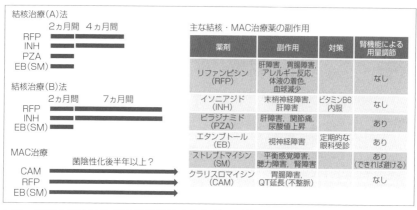

図❷　結核と肺 MAC 症の標準的治療と薬剤の副作用

表❷　肺 NTM 症の診断基準

A. 臨床的基準（以下の 2 項目を満たす）
　1. 胸部画像所見（HRCT を含む）で，結節性陰影，小結節性陰影や分枝状陰影の散布，
　　　均等性陰影，空洞性陰影，気管支または細気管支拡張所見のいずれか（複数可）を
　　　示す．
　　　但し，先行肺疾患による陰影が既にある場合は，この限りではない．
　2. 他の疾患を除外できる．

B. 細菌学的基準（菌種の区別なく，以下のいずれか 1 項目を満たす）
　1. 2 回以上の異なった喀痰検体での培養陽性．
　2. 1 回以上の気管支洗浄液での培養陽性．
　3. 経気管支肺生検または肺生検組織の場合は，抗酸菌症に合致する組織学的所見と同
　　　時に組織，または気管支洗浄液，または喀痰での 1 回以上の培養陽性．
　4. 稀な菌種や環境から高頻度に分離される菌種の場合は，検体種類を問わず 2 回以上
　　　の培養陽性と菌種同定検査を原則とし，専門家の見解を必要とする．

以上の A，B を満たす．

（日本結核病学会・日本呼吸器学会基準 2008 年より引用）

POINT

● 高齢者の肺 NTM 症が増えており，その対策が今後の課題となっている．

　肺MAC症には，上葉を中心に結核に類似した空洞形成を伴う「線維空洞型」と，中葉・舌区を中心に気管支拡張と小葉中心性の粒状影を呈する「結節気管支拡張型」がある．この「結節気管支拡張型」が中高年の女性を中心に著しく増加している．「線維空洞型」は慢性閉塞性肺疾患（COPD）や肺結核後遺症を背景にもつ高齢男性に多く，「結節気管支拡張型」は基礎疾患のない中高年の女性に多いとされていたが，高齢者においては「結節気管支拡張型」と関節リウマチなど基礎疾患の合併をしばしば経験する．結核と異なり，治癒に至ることは少ない疾患のため，累積患者数≒有病者数となり，今後も増え続けるであろう．

　表❷に肺NTM症の診断基準を示す．NTMは環境中に生息する菌であり，環境からの菌の混入がありえるため，結核と異なり喀痰からの1回の検出だけでは診断とはならない．

　NTMは結核と異なり，一般にヒト-ヒト感染は起こさないので隔離は不要である．ただ，はじめて抗酸菌塗抹が陽性になった患者では，画像的にNTM症が疑われても，核酸増幅法などの同定検査で結核を否定するまでは結核に準じて対応すべきである．

　治療は図❷のように多剤併用療法が標準療法である．しかしながら，標準療法とはいっても治癒に至ることはまれで，治療期間も確立していない．どのような患者を治療すべきか議論があるが，75歳以上の高齢者でかつ自覚症状のほとんどない結節気管支拡張型であれば，大多数の呼吸器内科医は経過観察を選択している．

▐▐▐　フレイルとのかかわり

　肺結核やNTM症は高齢になるほど罹患率が上がる疾患であり，フレイルから要介護へと移行する原因ともなりうる．とくに排菌陽性の結核の場合は，感染病棟への入院を機に，急速に身体機能も認知機能も低下することをよく経験する．

（矢満田 慎介）

■ **References** ■

1）結核予防会：結核の統計 2017
2）Namkoong H *et al*：Epidemiology of pulmonary mycobacterial disease, Japan. *Emerg Infect Dis* **22**：1116-1117, 2016
3）豊田恵美子ほか：高齢者結核の臨床的検討．結核 **85**：655-660, 2010
4）宮沢直幹ほか：80歳以上の高齢者肺結核における PZA 併用治療の検討．結核 **88**：297-300, 2013

多職種
の視点　**細菌検査とフレイル**

急性期病院の臨床検査技師にとって，フレイルという言葉はまだ馴染みのないものです．フレイルのスクリーニングや診断に，臨床検査は含まれていないからです．したがって，現時点ではフレイルによって生じた健康障害を臨床検査で客観的に評価することが検査技師のかかわり方だと考えています．その健康障害の一つとして，誤嚥があります．誤嚥患者の喀痰をグラム染色すると，白血球が口腔内の雑多な菌を退治している様子が観察されます．この様子を「多菌種貪食像」といって，誤嚥を疑う所見の一つとなります．（臨床検査技師・尾池泰典）

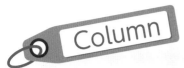

PM 2.5 と光化学スモッグ

　教室の窓から見る校庭に黄色い靄（もや）がかかり，その先に黄色の旗が立っている．先生が「光化学スモッグが出ているので，外に出ないように」と注意する．私が小学生時代を過ごした富山県伏木では，年に数回このようなことがあった．1980 年代のことである．その後，中学・高校時代には光化学スモッグ注意報が出ることはなく，その存在は呼吸器内科医になってからでさえ，遠い過去の記憶程度でしかなかった．

　最近は「光化学スモッグ」よりも「PM2.5」という言葉を耳にするほうが多いと思います．では，光化学スモッグはなくなり，代わってPM2.5 という物質が増えたのでしょうか？　そうではありません．

　PM2.5 とは，空気中に浮かんでいる直径 2.5 μm 以下の粒子状物質（particulate matter：PM）のことを言います．この大きさの粒子は，人間の肺の奥にまで到達しやすいと言われています．測定単位は μg/m^{3}で，単位空間あたりの質量（重さ）であらわします．大きさだけで規定しているので，その中身はさまざまです．主な成分は，工場や火力発電所などの煙，自動車などからの排ガスに含まれる硫酸塩や硝酸塩，有機化合物です．

　光化学スモッグは，工場の煙や自動車の排ガスが太陽光により化学反応を起こして生じた光化学オキシダント（気体）と個体成分の微粒子が混合して，目に見える濃度になったもので，個体成分のなかには直径 2.5 μm 以下の粒子もあり，それは PM2.5 にも含まれます．どちらも，大気汚染の程度をあらわす指標になります．

　PM2.5 の濃度上昇により死亡率が上昇するという疫学研究は複数あります．逆に，どれだけ少なければ健康に影響がないのかは，まだ分かっていません．大気汚染は，まだ過去の問題ではないのです．

（矢満田 慎介）

5 | 肺がんの治療とフレイル

肺がんは全悪性腫瘍のなかで死亡数が最も多く，人口の高齢化を主な要因として患者数は増加している．また，その高齢化のため，フレイルを伴う高齢者に対する治療のあり方や戦略も今後検討の必要がある．ここでは，肺がんとフレイル，周術期管理や化学療法とフレイルについて解説する．

▌▌▌ 肺がんとフレイル

一般的にがんは筋肉を萎縮させる．これはがんが筋線維の合成を抑制すると同時に，筋肉を分解するユビキチンプロテアソーム系や転写因子 NF-κB を活性化するためである[1]．さらに，最近オートファジーががんなどで活性化して筋肉を萎縮させると報告されている[2]．

肺がんの治療は，まず全身状態（PS）の評価でその可否が決まる．一般的には ECOG PS を用いて評価する（表❶）[3]．これは PS が治療の効果や副作用のあらわれやすさに影響するためである．PS の値が大きいと（全身状態が悪いと）体への負担の大きい外科療法やがん化学療法の施行は困難である．

高齢肺がん症例ではフレイルの有無と予後の結びつきが報告されている．フレイルの評価に PS のみでは不十分ともいわれている．その際フレイルをスクリーニングする方法として Geriatric 8 スクリーニング法（表❷[4]，報告された論文では 14 点以下をフレイルの可能性ありとした）と Identification of Seniors at Risk for Hospitalized patients スクリーニング法の併用が推奨された．これらは簡易な質問紙法である．これらの併用によると高齢肺がん症例の 76％にフレイルの可能性が指摘された．そしてフレイルの可能性を指摘された群が 1 年後に死亡する危険度はそうでない群に比べ，相対危険度 4.08 と非常に高かった[5]．

表❶ ECOG の Performance Status（PS）の日本語訳

Score	定義
0	全く問題なく活動できる. 発病前と同じ日常生活が制限なく行える.
1	肉体的に激しい活動は制限されるが，歩行可能で，軽作業や座っての作業は行うことができる. 例：軽い家事，事務作業
2	歩行可能で自分の身の回りのことはすべて可能だが作業はできない. 日中の 50％以上はベッド外で過ごす.
3	限られた自分の身の回りのことしかできない．日中の 50％以上をベッドか椅子で過ごす.
4	全く動けない. 自分の身の回りのことは全くできない. 完全にベッドか椅子で過ごす.

（文献 3 より引用）

肺がん治療とフレイル

1. 肺がん手術

　がんや心臓血管などの外科手術においてフレイルが存在すると，術後合併症や在院死が多くなり，フレイルの存在しない症例に比べ相対危険度が 2〜4 倍になった[6]．肺がん手術症例のフレイルの評価方法では，6 分間で歩くことのできる距離を計測する 6 分間歩行テストが，周術期の合併症発症の予測因子となることが示唆された．また，合併症の重症度も 6 分間で歩ける距離が長いと軽減した，と報告された．他の評価法として椅子に座った姿勢から立ち上がり，3 m 先の目印点で折り返し，再び椅子に座るまでの時間を計測する timed up and go test（図❶）[7]の有用性が報告されている．このテストで時間が長いと（成績が悪いと），周術期に合併症を発症する危険性が高まることが示された[8]．

POINT

● がんは一般的に筋肉を萎縮させる.
● 高齢肺がん症例でのフレイルの存在は，1 年生存率を悪化させる可能性あり.

表❷　Geriatric 8 スクリーニング法の日本語訳

		G8 Screening tool		
	質問項目		該当回答項目	点数
A	過去 3 か月間で食欲不振, 消化器系の問題, そしゃく・嚥下困難などで食事量が減少しましたか		0：著しい食事量の減少 1：中等度の食事量の減少 2：食事量の減少なし	
B	過去 3 か月間で体重の減少はありましたか		0：3 kg 以上の減少 1：わからない 2：1〜3 kg の減少 3：体重減少なし	
C	自力で歩けますか		0：寝たきりまたは車椅子を常時使用 1：ベッドや車椅子を離れられるが, 歩いて外出できない 2：自由に歩いて外出できる	
E	神経・精神的問題の有無		0：高度の認知症または鬱状態 1：中程度の認知障害 2：精神的問題なし	
F	BMI 値		0：19 未満 1：19 以上 21 未満 2：21 以上 23 未満 3：23 以上	
H	1 日に 4 種類以上の処方薬を飲んでいますか		0：はい 1：いいえ	
P	同年齢の人と比べて, 自分の健康状態をどう思いますか		0：良くない 0.5：わからない 1：同じ 2：良い	
	年齢		0：86 歳以上 1：80 歳〜85 歳 2：80 歳未満	
			合計点数（0〜17）	

（文献 4 より引用）

2. 肺がん化学療法

　PS が 0-1 と良好な高齢がん症例へ放射線化学療法を施行する際, Geriatric 8 スクリーニング法を施行したところ, 約 44％がフレイルの診断であった. フレイルの症例は強い副作用の出る例が多かった. ただし, 治療の完遂率とフレイルの有無は相関しなかった[9]. 高齢者総合的機能評価（CGA）を用いて化学療法を施行する際の評価をした報告もある. CGA が良好な症例を 2 種類の抗がん剤を使用する群, 不良な症例を 1 種類の抗がん剤を使用する群, また CGA を用いない群では PS 0-1 の高齢者を 2 種類の抗がん剤を使用する群, PS 2 を 1 種類の抗がん剤を使用する群に分けて比較した. すると, CGA 評価

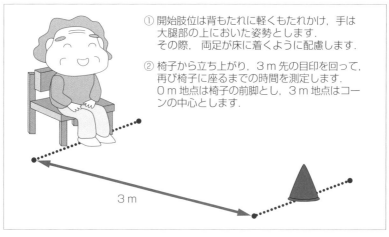

① 開始肢位は背もたれに軽くもたれかけ，手は大腿部の上においた姿勢とします．その際，両足が床に着くように配慮します．

② 椅子から立ち上がり，3m先の目印を回って，再び椅子に座るまでの時間を測定します．0m地点は椅子の前脚とし，3m地点はコーンの中心とします．

3m

図❶ timed up and go test の模式図

(文献 7 より改変引用)

群と PS 評価群で副作用の出方が CGA 評価群のほうが少なかったが，生存率などに影響はなかった[10]．

3. フレイル対策のエビデンス

　周術期にフレイル対策として，運動リハビリテーションの有用性が報告されている．複数の報告をまとめて再検討したデータでは，周術期の運動リハビリテーションは術後無気肺などの肺合併症の発生を減らす可能性が報告された．しかし，周術期の死亡発生頻度への運動リハビリテーションの影響ははっきりしなかった．肺がんではないが，腹部や心臓の手術では手術前 3 ヵ月間の週に 4 回，1 回 30〜50 分の運動リハビリテーションを施行した報告がある．この介入で術後の合併症発症率は減少したと報告された[8]．ほかに，栄養や貧血の改善などによる合併症発症減少の可能性が提案されている．化学療法とフレイルの関係では運動リハビリテーションの有効性の可能性は示唆されているものの，予後や毒性などとの関係までは現状でははっきりしないようである．また，筋肉量を保つ栄養や運動リハビリテーションによる介入が化学療法後の予後に結びつく可能性は示唆されているものの，実際にははっきりしないようである．

(岡崎 達馬)

▍ References ▍

1) Okazaki T *et al*：Muscle-specific inhibition of the classical nuclear factor-κB pathway is protective against diaphragmatic weakness in murine endotoxemia. *Crit Care Med* **42**：e501-509, 2014
2) Sakuma K *et al*：Molecular mechanism of sarcopenia and cachexia：recent research advances. *Pflügers Arch* **469**：573-591, 2017
3) JCOG ホームページ：ECOG の Performance Status（PS）の日本語訳 http://www.jcog.jp/doctor/tool/C_150_0050.pdf
4) JCOG ホームページ：推奨高齢者機能評価ツール http://www.jcog.jp/basic/org/committee/A_040_gsc_20170530.pdf
5) Schulkes KJG *et al*：Prognostic value of geriatric 8 and identification of seniors at risk for hospitalized patients screening tools for patients with lung cancer. *Clin Lung Cancer* **18**：660-666, 2017
6) 斎藤拓郎ほか：高齢者に対する外科周術期の問題と対策．日老医誌 **54**：299-313，2017
7) 日本理学療法士学会ホームページ：Timed Up & Go Test の測定について http://jspt.japanpt.or.jp/esas/pdf/e-sas-s-tug.pdf
8) Armstrong KW *et al*：Recent trends in surgical research of cancer treatment in the elderly, with a primary focus on lung cancer：Presentation at the 2015 annual meeting of SIOG. *J Geriatr Oncol* **7**：368-374, 2016
9) Middelburg JG *et al*：Timed get up and go test and geriatric 8 scores and the association with （chemo-）radiation therapy noncompliance and acute toxicity in elderly cancer patients. *Int J Radiat Oncol Biol Phys* **98**：843-849, 2017
10) Corre R *et al*：Use of a comprehensive geriatric assessment for the management of elderly patients with advanced non-small-cell lung cancer：the phaseⅢ randomized ESOGIA-GFPC-GECP 08-02 study. *J Clin Oncol* **34**：1476-1483, 2016

POINT

● 放射線化学療法や化学療法においてフレイルが存在すると副作用が出やすくなるが，予後への影響は現状ではあまり分かっていない．

● フレイル対策として現在有効性を示唆するデータがあるのは，周術期の運動リハである．肺がん化学療法における運動リハはその有効性が提案されている．

PART 4

生活支援に
根ざした介入

1 高齢者とのコミュニケーション

呼吸器障害による症状は，患者にとってきわめて強い苦痛と不安を与える．また，高齢者は長年にわたって形成してきた生活パターンが揺らぐことに強いストレスを感じる．とくに慢性呼吸器疾患の場合，おそらくは残る生涯を通じて疾患とつきあい，生活をコントロールしていくことを要求される．自分の症状が他人に迷惑をかけるかもしれないという不安や生に対する強い無力感が生まれ，闘病意欲だけでなく生活活動度をも落としてしまうことが懸念される．

▐▐▐ 呼吸器障害を有する高齢者とのコミュニケーション法

まずは患者本人のペースで話をしてもらうことが出発点である．生活の背景を理解し，患者に寄り添い，その訴えを傾聴することが重要である．患者の抱えている不安を言語化してもらうことで，患者自身が自分の不安を客観視できるようになることもある．そして，患者の生活背景に応じて必要な支援を提案していくことである．

▐▐▐ 患者心理を知ろう ―治療意欲の高め方

コンディショニング，日常生活動作（ADL）トレーニング，筋力トレーニングや栄養療法といった呼吸リハビリテーションを，病院だけでなく地域でもシームレスに継続していくことが重要である．しかし，医療者側からの一方向的な教育的指導では，患者の知識や技術が向上しにくく，患者自身の意欲も継続しない．この点に関し，近年，行動科学，行動心理学にもとづき，患者自身が能動的に学習できるよう援助する「セルフマネジメント教育」が推奨されている[1]．具体的には，①疾患に対する理解を深め，日常生活の維

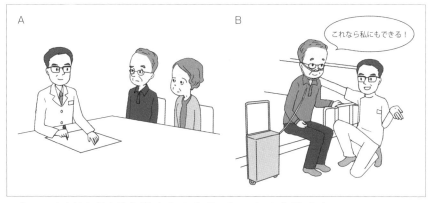

これなら私にもできる！

図❶　一方向的な教育的指導（A）と患者に寄り添った指導（B）

持に必要な対処法をみずから実践できる，②疾患が増悪した場合のストレス
に対処できる，③自分の症状をモニタリングして報告できる，といった学習
目標を患者と医療者が協働して作成し，これを双方向的な学習とフィード
バックを通して段階的に身につけていけるようにする（図❶）．たとえば，口
すぼめ呼吸について，まずは口のすぼめ方を何度も練習 → 呼気時間を十分
長く保つ呼吸法を座位でできるように練習 → 歩行のリズムに同調してでき
るように練習，呼吸困難感の軽減や歩行距離の延伸があればそれを評価す
る，といった具合に，患者の理解，実践能力，介入の効果を一つ一つ確認し
ながら，医療者自身が対等な関係として支援することが必要である．これに
より，「自分でもできる」という自己効力感（セルフエフィカシー）を得るこ

多職種の視点　酸素療法使用のポイントや留意点，連携，患者指導

入院後は，呼吸器疾患を受け入れ，うまく付き合っていくため，患者の生活背景
をふまえたうえで，早期に酸素療法の指導や吸入の正しい方法，呼吸法，感染予
防，緊急を要する症状などを説明指導していく．指導後は患者本人，家族，それぞれの理解
度を確認していく必要がある．また，指導を受けての不安などを傾聴し，安心して自宅生活
に戻れるよう援助していく．在宅サービスを利用する場合は，病院でおこなった指導や理解
度を退院前合同カンファレンスや看護サマリーなどで情報共有していくことが大切である．

（看護師・今井典子）

とができ，患者自身の行動変容が促される．また，こうした自己効力感は増悪などのストレス時における情動のコントロールにも有効である．「療養日誌」を利用して自分の症状を可能な範囲で記録し，報告させるようにすると，治療のアドヒアランスを高めることができ，さらには生活活動度を維持・向上させ，社会活動への参加を促し，QOL を高めることができる．

　家族としては，患者が可能な限り自分自身で問題解決できるよう見守り，行動のヒントを与えるのがよい．周囲の人間関係や社会とのつながりが重要であるとも指摘されている[2]．患者本人とよく相談し，訪問看護，訪問リハビリテーションなどの必要な社会資源を積極的に活用したり，老人クラブやボランティアなどの社会活動に一緒に参加したりといった「導き」も期待したい．こうしたかかわり方が，患者自身の動機づけや危機対処能力を高めるだけでなく，結局は家族の介護負担を軽減することにもつながる．喫煙など，患者の呼吸器症状を増悪させる可能性がある行動を目前でおこなわないよう配慮することが望ましい．

（山本　寛）

▌ References ▌

1) 日本呼吸ケア・リハビリテーション学会呼吸リハビリテーション委員会ほか：呼吸リハビリテーションマニュアル―患者教育の考え方と実践―，照林社，東京，2007
2) 茂木孝：患者教育の考え方．日呼吸ケアリハ会誌 **25**：327-330，2015

POINT

● 患者に寄り添い，訴えを傾聴する．
● 患者の生活背景を考慮した支援を提案する．社会活動に誘う．
● 患者自身の自立的な学びを促し，自己効力感を得られるようにする．

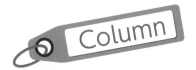

認知症と呼吸器

　認知症患者さんは年々増加して今日，国民的な問題となっている．厚生労働省の推計では 2025 年には 65 歳以上の 5 人に 1 人が認知症を患ってしまうとされている．とくに COPD（いわゆる肺気腫のこと）や間質性肺炎など慢性の呼吸器疾患をもっている患者さんは，より認知症の頻度が高くなることが分かっている．われわれの施設の集計でもこのような慢性呼吸器疾患患者さんで認知機能が低下していた．なぜ，呼吸器疾患があると認知機能が低下するかはまだよく分かっていないが，おそらく脳が慢性的な低酸素血症にさらされているためではないかと推測される．

　肺気腫がある患者さんは日常生活での息切れが最もつらい症状であるが，認知症があると，なぜ苦しいのか正しく理解できず，薬を処方しても正しく使用することができないということがしばしば問題となる．理解できない状態で苦しいと余計に動かなくなり，ほとんど寝たきりの状態となってしまう．そうなればさらに認知症が進むという悪循環に陥る．医療従事者はこのような患者さんには根気強く説明して，積極的に活動するように，また正しく薬を使用できるように導くことが重要である．

　しかし，認知症のある患者さんのケアは困難なことが多い．たとえば，呼吸困難のために外来呼吸リハビリテーションを予約しても，予約の時間の何時間も前に来て，なぜ何時間も待たせるのかとご立腹して，リハビリをせずに帰ってしまわれる患者さんもいる．こうなると患者さんとの関係を修復するのもなかなか難しくなる．

（東本 有司）

2 生活を見直そう

高齢者に呼吸器障害をきたす疾患は慢性閉塞性肺疾患（COPD），間質性肺炎，肺結核後遺症や気管支拡張症などがある．ここでは患者数が多く，運動療法の効果が実証され，厚生労働省の「健康日本21」の主要取組疾患であるCOPD を中心に記載する．

▌▌▌ 呼吸機能低下による日常生活の影響

呼吸機能低下は呼吸困難をきたす．呼吸器障害患者では廃用に伴うデコンディショニング（deconditioning；身体機能の失調・低下）による骨格筋の障害（サルコペニア）も呼吸困難に関与する．とくに COPD は全身性疾患で，それ自体がサルコペニアをきたす．呼吸困難は労作制限をきたし，さらにデコンディショニングを生じる．このように COPD では経験的に「呼吸困難 →身体活動低下（座位・臥床中心の生活）→ デコンディショニング → 呼吸困難がさらに増悪」という悪循環（障害発生のらせん）が指摘されている[1]．

COPD では労作時呼吸困難により日常生活動作（ADL）が制限され，ADLの制限は患者の健康関連 QOL（生活の質）を損なう．

▌▌▌ 非専門スタッフによる生活指導

1. 禁煙指導

タバコ煙は慢性全身性炎症をきたし，COPD だけでなく心・血管病，発がんリスクも高める．火の不始末の問題も深刻である．機能障害をきたした70歳の喫煙者も，禁煙で肺機能の低下を減速させ，健康被害を軽減しうることが示されている（図❶）[2]．くり返し禁煙の効果を説明し，禁煙達成に導く．

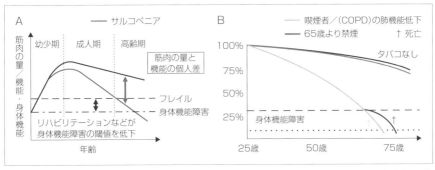

図❶ サルコペニア → フレイル（A）と COPD と喫煙（B）の加齢に伴う機能低下曲線の不気味な相似

サルコペニアが加速する加齢に伴う筋肉の量と機能の低下曲線（A）と，喫煙と COPD が加速する加齢に伴う肺機能の低下曲線（B）は不気味なまでによく似ている．A：高齢者の筋肉の量と機能の低下曲線は個人差が著しい．早期から筋肉の量や機能が低下するサルコペニア群は，フレイルから機能障害（disability）の閾値も超えていく．リハビリテーションなどの治療介入は，フレイルや機能障害の閾値を下げる[6]．B：喫煙者（とくに COPD 患者）は早期から肺機能（1 秒量）が低下する閉塞性呼吸障害が顕著となり，機能障害をきたし，死に至る．禁煙の効果も示され，65 歳においても延命効果はある[2]．

（文献 2，6 より改変引用）

2. 運動（身体活動）の奨励

　仕事と余暇の身体活動性を高・中・低・最低の 4 群比較した 2006 年の前向き研究では，身体活動性が予後因子と報告された（**図❷**）[3]．身体活動性の最低群は，それ以上の 3 群に比して，（A）初回増悪入院までの期間と（B）生存期間の短縮が示された．これより COPD では身体活動性の維持・向上が推奨されている．

▌▌▌ 保健指導と住環境の工夫

1. 増悪の予防

　増悪は症状の急激な出現・悪化を認め，安定期の治療の変更・追加を要するもので，入院につながりやすく，QOL と呼吸機能を低下させ生命予後を悪化させる[4]．呼吸器障害は増悪と寛解をくり返して進行するため増悪予防が重要である．増悪予防には禁煙，ワクチンによる感染予防，さらに COPD においては吸入ステロイド薬と長時間作用性気管支拡張薬が有効で，安定期の

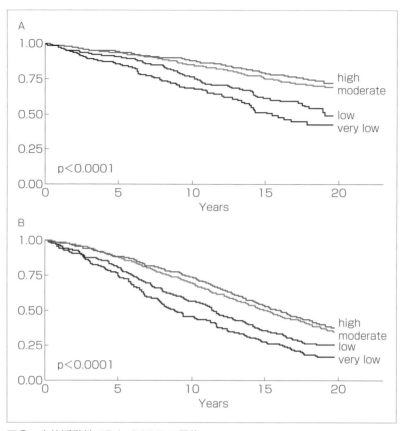

図❷　身体活動性でみた COPD の予後

2,386 名(男：1,286 例，女：1,100 例，平均 60 歳)を質問紙票で身体活動性を高(33%)，中 (46%)，低 (12%)，最低 (9%) の 4 群比較したデンマークの前向き研究で，身体活動性の低下が予後を予測することが示された．身体活動性は仕事と余暇の身体活動の強度を統合した指標で検討された．身体活動性最低群はそれ以上の 3 群に比して，最初の増悪入院までの期間 (A) と，死亡までの期間 (B) が短い．COPD では身体活動性の維持・向上が推奨されている．

(文献 3 より改変引用)

増悪予防教育が重要である．増悪の自覚と対処法（アクションプラン；療養日誌などによる安定期の症状把握にもとづく有症状時の気管支拡張薬と抗菌薬の使用や医療機関受診の時期の指導）を事前に教育する．

2. 栄養・食事療法

栄養指導は呼吸リハビリテーション（呼吸リハ）の不可欠な構成要素であり，管理栄養士を中心とした栄養サポートチーム（nutritional support team：NST）でおこなう．個別に検討した必要エネルギー量の摂取を目標とし，進行性の体重減少がある場合には積極的な栄養補給を処方する．

3. 福祉サービスなどの活用

患者の個別な全人的復権を支えるために福祉制度，介護保険，医療保険，年金などの公的社会資源やホームヘルプ事業，福祉機器・介護用品のレンタルなどの民間サービスを駆使する．

4. 心理面の援助

呼吸器障害の負のらせんは，抑うつ・不安もきたす．抑うつ・不安は呼吸困難をさらに増悪させる．呼吸困難に対する不安や恐怖を緩和できるよう援助する．積極的な傾聴が推奨される．ストレス抵抗性を高め，有効なストレス対処法やリラクゼーション法を教育する．患者会やサポートグループ，患者教室の参加も促す．

5. 人生の最終段階（EOL）のケア

EOLでは良質なコミュニケーションで症状緩和のゴール設定の明確化を支援し，それを共有したチーム医療を提供する．

多職種の視点　正確な患者評価に基づく身体活動の FITT の明確化

COPD患者さんの生活改善指導にあたっては，単に運動を中心とした身体活動の重要性を説明するだけではなく，分かりやすく個人にあったFITT：Frequency（頻度），Intensity（強度），Time（時間），Type（種類）を，正確な身体機能の評価に応じて説明する．たとえば「屋外を20分間に1kmを週4回は歩く，脈拍は110程度に保つ」など具体的な指導に努める．同時に適切なゴール設定（筋力・歩行能力の改善目標）と中止基準を示し，また定期的に再評価して成果を示し，フィードバックすることで自己管理行動を可能にする．（作業療法士・鈴村彰太）

6. 住環境の整備

呼吸困難を軽減する椅子・ベッドの生活を推奨・整備する．トイレ・浴室，更衣室でも呼吸困難軽減に努め，使用頻度の高いものは肩より低い位置に配置する．手すりや床面の整備など転倒防止策も徹底する．在宅酸素療法では機器の配置や火気の配慮が重要である．

▌▌▌ 非専門スタッフによるケア

呼吸器障害のケアにおいては危険因子のスクリーニングから EOL まで，単純な増悪時のアクションプランにはじまり，セルフマネジメントが基礎で呼吸リハが中心となる「統合ケア（integrated care）」（図❸）[5]体制の構築が喫緊の課題である．

呼吸リハは多職種協働のチームで患者の全人的復権を支援する．2018 年の日本呼吸器学会の COPD ガイドライン[4]では，重症度に応じて禁煙・ワクチン接種による感染予防・併存症管理にはじまり，呼吸リハに薬物療法が重層され，さらに EOL における緩和ケアが積み上げられる．安定期の薬物療法の中心は吸入気管支拡張薬で，重症度に応じて気管支拡張薬の併用，さらにステロイド薬が加わる．COPD の統合ケアは認知行動療法的な理念と実践で COPD 患者のセルフエフィカシー（自己効力感）を強化して，長期間の健康維持・増進を可能にする行動変容に導く．

統合ケアは複数の視点から同時に危険因子と全身併存症，さらに結果としての生活機能障害，心理・精神的影響，社会的影響を個別化・層別化して継続的かつ一貫して計画・実践する．

POINT

- 呼吸器障害は増悪と寛解をくり返して進行するため増悪予防が重要である．
- 呼吸リハを中心とした多職種が関与する「統合ケア（integrated care）」体制の構築が求められる．

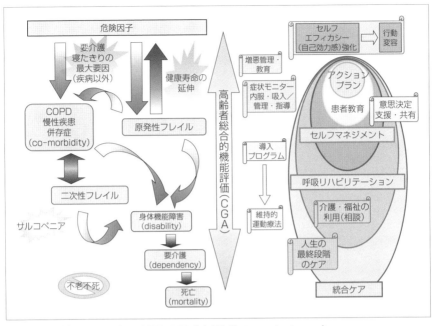

図❸　二次性フレイルと COPD の統合ケア（integrated care）

原発性フレイルは特定の疾患群や身体機能障害とは直接的な関連なしに生じる．二次性フレイルは COPD などの慢性疾患（併存症：co-morbidity）に伴うものである．いずれも結果として，身体機能障害（disability）から要介護（dependency），さらには死（mortality）に至る．フレイルには予防的介入や医療・介護（ケア）による可逆性があるが，機能障害以降は不可逆となる．フレイルが進行した際には症状緩和ケアが適用され，危険因子に対する予防医学的なアプローチにはじまる統合ケア体制の構築が期待される．COPD の統合ケアには慢性疾患の段階的ケアモデルが採用されている．COPD の病勢の進行に応じ，単純な増悪時のアクションプランにはじまるセルフマネジメントを基礎とし，監督下の維持的運動療法を含む包括的呼吸リハビリテーションが中心となる．自己効力感（セルフエフィカシー）を強化して長期間健康を維持・増進する行動変容に導く．

（文献 5 より改変引用）

▌▌▌ 多職種連携のために

　専門病院・かかりつけ医・訪問看護などで構成される地域医療の多職種連携ネットワークにもとづく在宅チーム医療体制を構築し，患者の意思や希望を尊重し，日常生活の自立を促し，増悪時の入院を回避し，患者やその家族の QOL の維持・向上を図る[3]．また，多職種連携ネットワークは患者の意思決定を支援し，それと良質な医療・ケア情報を伝達・共有する．

以上，呼吸器障害はその危険因子や併存症によりフレイルにつながりやすい．フレイル予防からEOLの症状緩和まで，フレイル評価で層別化した，継続的かつ一貫した対策の実践が求められる．

（千田 一嘉）

■ References ■

1）日本呼吸ケア・リハビリテーション学会ほか：呼吸リハビリテーションマニュアル―運動療法―第2版，照林社，東京，2012
2）Fletcher C *et al*：The natural history of chronic airflow obstruction. *Br Med J* 1：1645-1658, 1977
3）Garcia-Aymerich J *et al*：Regular physical activity reduces hospital admission and mortality in chronic obstructive pulmonary disease：a population based cohort study. *Thorax* 61：772-778, 2006
4）日本呼吸器学会COPDガイドライン第5版作成委員会：COPD（慢性閉塞性肺疾患）診断と治療のためのガイドライン2018［第5版］，日本呼吸器学会，東京，2018
5）Wagg K：Unravelling self-management for COPD：what next? *Chron Respir Dis* 9：5-7, 2012
6）Sayer AA *et al*：The developmental origins of sarcopenia. *J Nutr Health Aging* 12：427-432, 2008

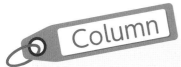

海外旅行と呼吸器感染症

　中東呼吸器症候群（middle east respiratory syndrome：MERS）
は，2012年に英国で初めてウイルスが同定された感染症で，サウジ
アラビアやUAEなどのアラビア半島諸国において感染事例が報告さ
れています．2015年に中東から帰国した68歳の韓国人男性の
MERS発症に起因する韓国での感染拡大は大きな社会問題となりま
した．当初，患者はMERSの発生がないバーレーンへの渡航と申告
していたことから診断が遅れ，その間に受診した複数の医療機関で院
内感染が発生しました．当該施設では同室患者，その家族，医療ス
タッフなどに感染が拡大しました．さらにMERSを発症していた患
者が医師の制止をきかずに香港，中国に渡航したことから，航空機の
同乗者などに多くの濃厚接触者が発生しました．これを受けて，韓国
とWHOによるMERS合同会議は，韓国で感染が拡大した要因とし
て以下を指摘しています．

　①医療従事者および国民のMERSに対する危機意識の欠如，②医
療施設での不適切な感染防御対策，③医療施設におけるMERS感染
患者との濃厚で長時間の接触，④複数の病院で医療を求める「ドク
ターショッピング」の慣習，⑤病室に見舞客や家族が患者とともに留
まる慣習による二次感染の助長．

　渡航者自身が現地の安全性情報をふまえて感染症に対する予防措置
をおこなうことはもちろん重要ですが，どの医療機関においても予期
しない感染症が疑われる患者が来院する可能性があります．患者に対
して渡航歴，接触歴，症状などの申し出を促し，医療従事者はこれら
の情報を把握したうえで，適切な感染予防策をとる必要があります．
医療機関においては，厚生労働省のガイダンスを参考に，標準予防
策，飛沫感染予防策を予め作成しておくことが重要です．

（石井　正紀）

3 健康維持，予防対策

フレイルは加齢に伴う機能変化や予備能力の低下によって脆弱性が生じた状態であり，この段階における適切な介入によって状態の回復や健康寿命の延長が期待できるとされている．フレイルには多くの要因が関与し，脳卒中，心疾患，呼吸器系疾患，神経疾患，運動機能障害を生じる疾患などがフレイルのリスクとしてあげられる．ここではフレイルに影響する可能性がある呼吸器系疾患への対策と予防について述べる．

▌▌▌ 呼吸器系の健康維持・予防対策

肺炎による死亡率は加齢とともに上昇し，2015年の人口動態統計によると，死因としての肺炎は第3位であり，肺炎による死亡者の95％以上は65歳以上の高齢者である[1]．本邦では市中肺炎，院内肺炎，医療・介護関連肺炎（NHCAP）の3種の肺炎に対する指針が作成されている．概念的には，耐性菌の関与が少ない市中肺炎と耐性菌の関与が大きい院内肺炎に加えて，これらの中間に位置し，誤嚥性肺炎に代表される高齢者の肺炎を含む類型がNHCAPに該当する（図❶）．いずれの肺炎も注意が必要であるが，高齢者の呼吸器系の健康維持・予防という観点からはNHCAP対策が重要である．NHCAPの原因としては誤嚥性肺炎とインフルエンザ後の二次性細菌性肺炎が多い（表❶）[2]．誤嚥性肺炎は反復する誤嚥による肺炎再燃の可能性があり，再発防止と予防に向けては嚥下障害のスクリーニングを実施し，嚥下機能障害が認められる場合には，口腔ケアや嚥下機能への対策が必要となる．口腔ケアは食物残渣や口腔内細菌の減少に加えて唾液分泌の活性化にもつながり，誤嚥性肺炎の予防に有効であり，必要な場合には歯科および歯科衛生士などとの連携を考慮する．また，高齢者の肺炎予防において肺炎球菌ワクチン（PPV）およびインフルエンザワクチン接種の意義は大きい．PPV接種

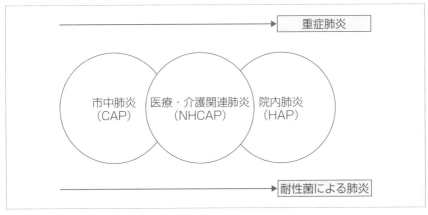

図❶　CAP・HAP・NHCAP の位置づけ

（文献 2 より引用）

表❶　医療・介護関連肺炎の主な発症機序

1. 誤嚥性肺炎
2. インフルエンザ後の二次性細菌性肺炎
3. 透析などの血管内治療による耐性菌性肺炎（MRSA 肺炎など）
4. 免疫抑制薬や抗癌剤による治療中に発症した日和見感染症としての肺炎

（文献 2 より引用）

は高齢者の肺炎球菌性肺炎および全肺炎の発症をそれぞれ 63.8，44.8％抑制したとされ[3]，また，両ワクチンの接種はインフルエンザ感染，肺炎および総死亡率を低下させることが報告されている[4][5]．肺炎のほか，高齢者で注意すべき呼吸器の疾患として慢性閉塞性肺疾患（COPD）がある．COPD は加齢とともに罹患者数が増える肺の生活習慣病で喫煙習慣が最大の危険因子である．慢性的な咳嗽，喘鳴，息切れなどの症状があり，感染症や呼吸器以外の疾患が否定される場合には COPD のスクリーニングが推奨される[6]．COPD に

POINT

● NHCAP 予防や COPD の増悪予防の観点から PPV やインフルエンザワクチン接種が推奨される．

対する治療および予防としては，禁煙に加えて，風邪の予防，過労の回避，適度な運動，栄養・食事指導があげられる．また，すべての高齢COPD患者に対してPPVとインフルエンザワクチンの摂取が推奨される[6]．

高齢者の呼吸器系の健康維持において肺炎とCOPDの増悪予防は重要な位置を占める．誤嚥性肺炎予防としての嚥下障害対策，口腔ケアに加えて，肺炎とCOPD増悪予防に向けたワクチン接種を考慮する．

▌▌▌ 呼吸機能の維持や機能低下による栄養指導

高齢者にはさまざまな低栄養のリスクが存在し，社会的要因としては独居や介護リソース，疾患としては認知症，うつ，摂食・嚥下障害，口腔内の状態などがある．低栄養は肺炎のリスク因子であり，肺炎の回復にも影響する[7)~9)]．COPDにおいても体重減少を認める患者は死亡率が高く，体重減少は気流制限とは独立した予後因子である[10)]．また，1日のカロリー摂取が体重あたり21 kcal/kg以下，栄養素ではタンパク，ビタミンD・E・Cおよび葉酸の不足がフレイルに影響するとの報告がある[11)]．体重の経時的変化と血液データから低栄養が示唆される場合には管理栄養士などによる食事指導を考慮する．高齢者では著しい低栄養状態に陥ってからの介入は困難であり，低栄養に対する早期の介入が重要である．

多	職	種
の	視	点

医療従事者の感染予防

WHOの感染予防ガイドラインは，感染の伝播とアウトカムにかかわる因子として，環境，抗原の特性，有効な治療・予防法の存在，およびホスト因子をあげている[16)]．感染者と接触する可能性がある医療従事者は，自らの感染リスクのほか，高齢者などの易感染性を有する患者にとっては感染源となる可能性もある．したがって，医療従事者は職種によらず，交差感染を防止する必要がある．B型肝炎，麻疹，風疹，水痘，流行性耳下腺炎に対するウイルス抗体価検査の実施と，これらに加えてインフルエンザおよび肺炎球菌についても必要に応じてワクチン接種が望まれる．

表❷ 運動機能向上の標準的なプログラム

	ストレッチング	バランス・機能的運動	筋力向上運動
第1期	座位・仰向けで静的・動的な種目	四つ這い姿勢・膝立ち姿勢など重心が低く,支持面が広い運動	座位・仰向け中心のコンディショニング運動
第2期	徐々に可動範囲を広げる	座位～立位にて動的バランス	立位種目も取り入れ,筋力向上運動
第3期	立位種目を追加する場合は支持物を使用	立位にて機能的バランス	負荷の漸増

(文献 14 より引用)

呼吸機能の維持や機能低下によい運動・体操指導

英国胸部疾患学会はCOPD患者に対する呼吸リハビリテーションとして,歩行,自転車などによる下肢の強化を含む有酸素運動を推奨している[12]. 呼吸リハビリテーションの効果として,フレイル患者の運動機能の向上のほか,フレイル患者自体の有意な減少が報告されている[13]. 一方,フレイルの高齢者の背景はさまざまであり,運動に伴うリスクも存在することから運動には個別の目標設定が必要である. 厚生労働省の介護予防マニュアルでは医師,保健師,理学療法士,作業療法士などによる事前アセスメントをふまえた個別のプログラムの実施が示され,標準的な内容としては,ストレッチング,バランス・機能的運動,筋力向上運動の週2回以上の実施が目安とされている(表❷)[14].

POINT

● 低栄養は肺炎やCOPDのリスク. 管理栄養士と連携した栄養指導を実施する.
● 運動機能の維持・向上には事前アセスメントをふまえ個別目標を設定する.

表❸　マスクの使用に関する留意事項

WHO interim guidelines のマスクの使用に関する記述（抜粋）
● 口と鼻をマスクで覆い，顔とマスクの間のすきまが最小限になるように装着する．
● 装着中はマスクへの接触を避け，接触した時は手洗いまたはアルコール消毒を実施する．
● マスクが汚れたり湿ってきた場合には新しいマスクと交換する．
● マスクの再利用はおこなわず，1 回使う毎に捨て，外したらすぐに廃棄する．

（文献 16 より引用）

正しいマスクの装着

　ウイルスの感染拡大予防に関するメタアナリシスによると，医療機関における医療用マスクの使用がウイルス感染の拡大を減少させる可能性が示されている[15]．一方，医療用以外のマスクの有効性を証明する十分なエビデンスはないが，着用する場合には不適切な使用による感染伝播リスクを避けるために，正しく使用する必要がある．WHO の医療従事者用のガイドラインにおけるマスクの使用についての記載を表❸に示す[16]．

多職種連携のポイント

　フレイルには多くの要因が関与し，呼吸器の健康維持においても口腔ケア，摂食・嚥下障害対策，栄養指導，運動指導などの他科・多職種との連携が求められる．急性期医療後の対応については，患者本人の意向や身体機能，家族状況，経済力などもふまえてソーシャルワーカーとも連携して管理方針を決定する．また，高齢者では退院後も在宅や施設において総合的なケアが必要となることが多い．退院後の療養管理における医療，保健，福祉に関する連携に加えて，急性変化に対する連携の構築が必要である．

（石井　正紀）

▋ References ▋

1）厚生労働省：平成 27 年人口動態統計（確定数）

2）医療・介護関連肺炎（NHCAP）診療ガイドライン作成委員会：NHCAP の定義．医療・介護関連肺炎診療ガイドライン，日本呼吸器学会，東京，2011，pp.3-7

3）Maruyama T *et al*：Efficacy of 23-valent pneumococcal vaccine in preventing pneumonia and improving survival in nursing home residents：double blind, randomised and placebo controlled trial. *BMJ* **340**：c1004, 2010

4）Christenson B *et al*：Effects of a large-scale intervention with influenza and 23-valent pneumococcal vaccines in adults aged 65 years or older：a prospective study. *Lancet* **357**：1008-1011, 2001

5）Christenson B *et al*：Additive preventive effect of influenza and pneumococcal vaccines in elderly persons. *Eur Respir J* **23**：363-368, 2004

6）日本老年医学会：慢性閉塞性肺疾患．健康長寿診療ハンドブック―実地医家のための老年医学のエッセンス，日本老年医学会，東京，2011，pp.46-47

7）医療・介護関連肺炎（NHCAP）診療ガイドライン作成委員会：高齢者における抗菌薬投与と全身管理．医療・介護関連肺炎診療ガイドライン，日本呼吸器学会，東京，2011，pp.27-31

8）Riquelme R *et al*：Community-acquired pneumonia in the elderly：A multivariate analysis of risk and prognostic factors. *Am J Respir Crit Care Med* **154**：1450-1455, 1996

9）Woo J *et al*：Nutritional status of elderly patients during recovery from chest infection and the role of nutritional supplementation assessed by a prospective randomized single-blind trial. *Age Ageing* **23**：40-48, 1994

10）日本呼吸器学会 COPD ガイドライン第 5 版作成委員会：治療と管理．COPD（慢性閉塞性肺疾患）診断と治療のためのガイドライン 2018［第 5 版］ポケットガイド，日本呼吸器学会，東京，2013，pp.18-34

11）Bartali B *et al*：Low nutrient intake is an essential component of frailty in older persons. *J Gerontol A Biol Sci Med Sci* **61**：589-593, 2006

12）Bolton CE *et al*：British Thoracic Society Pulmonary Rehabilitation Guideline Development Group；British Thoracic Society Standards of Care Committee. British Thoracic Society guideline on pulmonary rehabilitation in adults. *Thorax* **68** Suppl 2：ii1-30, 2013

13）Maddocks M *et al*：Physical frailty and pulmonary rehabilitation in COPD：a prospective cohort study. *Thorax* **71**：988-995, 2016

14）介護予防マニュアル改訂委員会：運動器の機能向上マニュアル．介護予防マニュアル改訂版，三菱総合研究所 人間・生活研究本部，東京，2012，pp.46-68

15）Jefferson T *et al*：Physical interventions to interrupt or reduce the spread of respiratory viruses：systematic review. *BMJ* **336**：77-80, 2008

16）Infection prevention and control of epidemic- and pandemic-prone acute respiratory diseases in health care, WHO Interim Guidelines, 2007

4 呼吸リハ

呼吸リハとトレーニング

　呼吸リハビリテーション（呼吸リハ）は，労作時呼吸困難などの症状がある慢性呼吸器疾患患者の機能を回復維持させる目的で，理学療法士，看護師，薬剤師，栄養士，医師など多職種で介入する医療システムである．日常生活での身体活動量を上げること，QOLを改善することが目標となる．慢性閉塞性肺疾患（COPD），気管支拡張症，間質性肺炎，肺結核後遺症，肺がん，肺高血圧症などさまざまな慢性呼吸器疾患が対象となる．呼吸リハはQOLや運動耐容能を改善するが，最終的な目標は日常生活における身体活動量を改善することである．身体活動量を改善させるためには，単に運動訓練のみではなく，疾患に関する知識を理解してもらうための患者教育，心理的サポート，社会的サポートなどを含めた包括的な患者ケアが必要となってくる．

呼吸法，排痰法の指導方法

1. 呼吸法の指導（口すぼめ呼吸）

　呼吸法の指導は呼吸リハの早期に実施されるべきである．口すぼめ呼吸はとくに重要で，患者さん自身が体得されている場合もある（図❶）．口をすぼめて息を吐くことにより，末梢気道が虚脱するのを防ぐ効果がある．とくに，COPD患者には有効である．吸気は鼻からおこない，唇を軽く閉じてゆっくりと息を吐いてもらう．呼気は吸気の3〜5倍の時間をかけて息を吐くようにし，徐々に呼気の時間を長くしていく．呼吸回数は20回／分以下を目標にし，徐々に呼吸回数を少なくするようにする．体動時の呼吸は歩数を同調させることでスムーズに呼吸ができるようになる．たとえば，2歩で息を吸い，4歩で吐くというように呼気の時間をできるだけ延ばすように指導す

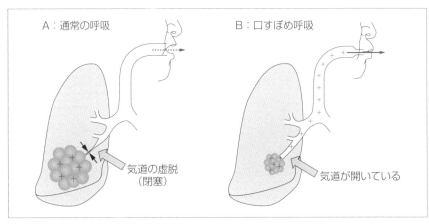

図❶　呼吸法（A：通常の呼吸，B：口すぼめ呼吸）

る．腹式呼吸（横隔膜呼吸）を指導することで，呼吸回数を減らして呼吸困
難が軽減する患者もいるが，中等症以上の COPD 患者では，横隔膜の可動性
がほとんどないため，腹式呼吸によって逆に呼吸困難が悪化することがあ
り，注意が必要である．

2. 排痰法

　慢性呼吸器疾患患者では過剰な気道分泌物のため喀痰量が多くなることが
ある．また，咳嗽による喀痰喀出力が低下して，痰詰まりにより，容易に無
気肺などになってしまうおそれがある．このような患者には排痰法を指導す
る必要がある．排痰法には，①咳嗽法，②強制呼出手技（ハフィング），③体
位ドレナージ法，④軽打法，⑤振動法，⑥スクイージング，⑦器具を使う方
法（カフアシスト®，アカペラ® など）等があるが，非専門スタッフがすぐに
できる方法としては，咳嗽法，体位ドレナージ法，軽打法がある．高齢でフ
レイルを合併した慢性呼吸器疾患患者では，咳嗽反射が弱くなり，喀痰が貯

POINT

● 病状安定の慢性呼吸器疾患患者には，積極的に持久力下肢運動を勧める．
● 口すぼめ呼吸は座位で指導し，歩行時には歩数と同調させて指導する．

留しても咳嗽反射がでないこともしばしばみられる．そこで，意識的に咳嗽をしてもらう．咳嗽は十分な吸気をさせることが大事で，呼出時には腹直筋などを意識してもらって勢いよく咳嗽をしてもらう．体位ドレナージ法は気道分泌物が貯留した末梢肺領域が高い位置に，中枢気道が低い位置になるような体位を利用し，重力の作用によって貯留分泌物の誘導排出を図る方法である．それぞれの体位は通常3～15分維持して分泌物が中枢気道へ移動したのを確認してから咳嗽あるいは吸引によって喀痰を除去する．この場合，気をつけるべきことは，分泌物が中枢気道を閉塞してしまった場合，酸素化が悪化してしまうおそれがあるため，経皮酸素モニターをする必要がある．また，排痰法の手技は，病状が安定していない患者や，気胸，喀血などで入院中の患者では禁忌である．

▌▌▌ 呼吸リハの実際

　運動訓練は，週2回以上おこなうことが推奨されているが，地理的に困難であれば週1回の訓練をおこない，それ以外の日は自宅での訓練ができるように指導する．運動訓練は，エルゴメータやトレッドミルの機材があれば使用することが望ましい．これらの機材では負荷量を設定しやすいためである．たとえばエルゴメータでは訓練開始時に徐々に負荷量（ペダルの抵抗）を増やしていき，どこまで可能であるかを測定する．これを最大負荷量といい，この40～60％の負荷量で最初は10～15分の持久力訓練を実施する．最終的には30～40分の運動訓練となるように徐々に時間を延ばしていく．その後は訓練の進行により徐々に負荷量も増加させていく．通常3ヵ月以上，できれば6ヵ月以上継続することが必要である．

POINT

● 日常の身体活動量をあげることが大切．患者の病態理解も重要である．
● 肺炎急性期，気胸，血胸，喀血，急性心不全，不安定狭心症，重症心臓弁膜症，肝不全，腎不全，肋骨骨折時など，不安定な病状での運動訓練や排痰訓練は禁忌．

▌▌ 多職種連携のポイント

　各職種における呼吸リハの注意点を記載する．呼吸リハの連携で最も重要な働きをするのが，看護師で，連携をコーディネートし各職種を統括する役割を担っている．

医師：呼吸リハを開始する前に十分な薬物治療がされているかを確認する．たとえば，COPD では気管支拡張薬の吸入薬が十分投与されているかを確認する．運動訓練が可能な病状であるか，合併症などを確認する．

看護師：多職種同士の連携をコーディネートする役割となる．地域のケアマネージャーとの連携も必要である．患者の自己管理能力を上げることも看護師の重要な役割である．

理学療法士：適切な運動訓練の設定と運動訓練前後におけるコンディショニングをおこなう．

作業療法士：入浴や更衣動作など日常生活動作を工夫することで，呼吸困難を軽減できるようにする．生活環境の整備も提案する．

栄養士：慢性呼吸器疾患患者は低栄養状態であることが多く，呼吸リハを実施できるような栄養状態にするため，栄養士の役割は重要となる．

薬剤師：吸入薬（気管支拡張薬）などの使用方法が不適切だと効果が不十分で呼吸困難感の改善が望めなくなるため，薬剤師による薬剤指導が重要となる．

（東本 有司）

多職種の視点　呼吸筋トレーニング

呼吸筋トレーニングは，呼吸リハビリテーション（呼吸リハ）において，主要な項目の一つであるとされている．呼吸筋トレーニングは COPD 患者（PImax≦60 cmH$_2$O）に対して一般的な運動療法との併用効果が示されている．また，周術期における呼吸筋トレーニングは術後の肺合併症の減少や入院期間の短縮などの効果が報告されている．呼吸筋トレーニングのエビデンスとしては COPD においてのみ示されているが，COPD 以外の呼吸器疾患や周術期など広く適応があると考えられる．

PART 4

5 服薬指導

ここでは，長期の治療が必要となる高齢者の代表的な呼吸器疾患における主な薬剤とその位置づけ，実際の経口薬や吸入薬の服薬指導のポイントについて，ポリファーマシーや多職種連携の観点も含めて解説する．

長期管理の必要な高齢者の呼吸器疾患と薬剤

患者数が多く，長期の治療が必要な疾患として慢性閉塞性肺疾患（COPD）と気管支喘息が該当する．肺がん，間質性肺炎，気管支拡張症などについての説明は紙面の都合上割愛するが，以下にCOPD，気管支喘息における安定期，急性期における治療薬とその処方について述べる．

1. COPD の安定期治療薬

長時間作用性抗コリン薬（long-acting muscarinic receptor antagonist：LAMA）が第一選択，長時間作用性 β_2 刺激薬（long-acting β_2 agonist：LABA）の併用が第二選択である（図❶）．わが国ではテオフィリン製剤も用いられることも多く，増悪をくり返す患者では喀痰調整薬（去痰薬）の併用も実施される．海外では増悪をくり返す患者で第三選択として吸入ステロイド薬（inhaled corticosteroid：ICS）の併用がおこなわれているが，わが国では気管支喘息合併症例（asthma-COPD overlap：ACO）でICSが使用される．そのほか，過去喫煙で増悪をくり返す症例ではマクロライドも増悪抑制効果があり，使用が考慮される（「好中球性炎症性気道疾患」としてクラリスロマイシンの適応外使用が認められている）．また，長期管理薬の使用中であっても，呼吸困難時に「アシストユース」として短時間作用性 β_2 刺激薬（short-acting β_2 agonist：SABA）の吸入薬が使用されている．

```
┌─────────────────────────────────┬─────────────────────────────────┐
│ COPDで使用される主な薬剤          │ 気管支喘息で使用される主な薬剤    │
│                                 │                                 │
│ 1. 長時間作用性抗コリン薬(LAMA)    │ 1. 吸入ステロイド薬(ICS)         │
│ 2. 長時間作用性β₂刺激薬(LABA)     │ 2. 長時間作用性β₂刺激薬(LABA)    │
│ 3. 長時間作用性抗コリン薬/長時間作用│ 3. 吸入ステロイド薬／長時間作用性β₂│
│    性β₂刺激薬配合薬(LAMA+LABA)    │    刺激薬配合薬(ICS+LABA)        │
│ 4. 喀痰調整薬                     │ 4. ロイコトリエン受容体拮抗薬      │
│ 5. テオフィリン                   │    (LTRA)                       │
│ 6. 吸入ステロイド薬(ICS)*         │ 5. 長時間作用性抗コリン薬(LAMA)   │
│ 7. 吸入ステロイド薬／長時間作用性β₂ │ 6. テオフィリン                  │
│    刺激薬配合薬(ICS+LABA)*        │ 7. 抗IgE抗体                    │
│ 8. LAMA／LABA／ICS配合薬          │ 8. 抗IL-5抗体                   │
│ 9. マクロライド(保険適応外)        │ 9. 抗IL-4／13抗体               │
└─────────────────────────────────┴─────────────────────────────────┘
```

```
┌──────────────────────────────────────────────────────────────────┐
│ 増悪時の治療                                                         │
│                                                                    │
│ A：Antibiotics　抗菌薬(COPDで細菌感染がある場合)                      │
│    膿性痰の増加，中等～重症増悪で使用                                  │
│ B：Bronchodilators　気管支拡張薬(SABA)                              │
│    (プロカテロール；メプチン®，フェノテロール；ベロテック®など)          │
│ C：Corticosteroids　ステロイド                                      │
│    a. プレドニゾロン30～40 mg／日　7～10日                           │
│    b. 喘息発作合併の場合など，ステロイドの点滴                         │
│       例；生理食塩液100 ml＋デキサメタゾン4 mg(1時間)                  │
└──────────────────────────────────────────────────────────────────┘
```

図❶　COPD と気管支喘息の長期管理で使用される薬剤

COPD と気管支喘息において長期管理法，増悪予防法・予防薬は類似している．ただし，使用が推薦される優先順位が異なっている．COPD では長時間作用性抗コリン薬（LAMA）や長時間作用性β₂刺激薬（LABA），あるいは配合薬（LAMA＋LABA）が最初に使用される．LAMA／LABA／ICS の配合薬も使用されはじめている．喘息では吸入ステロイド薬（ICS）が第一選択である．
*吸入ステロイド薬は COPD 患者において日本では喘息合併症例に使用されることが多い．

(文献 1～3 より改変引用)

2. COPD の急性増悪時治療薬

急性増悪時の薬物療法の基本は，ABC アプローチ（抗菌薬：antibiotics，気管支拡張薬：bronchodilators，ステロイド：corticosteroids）が推奨されている（図❶）[1]．呼吸困難の増悪に対する第一選択薬は SABA（プロカテロー

POINT

● COPD の第一選択は LAMA，第二選択は LABA の併用，テオフィリン製剤も用いられることが多い．急性期では ABC アプローチが推奨されている．

ル；メプチン®, フェノテロール；ベロテック® など）の吸入である．抗菌薬の使用は，喀痰の膿性化が認められる症例や人工呼吸器使用例に勧められる[1]．

3. 気管支喘息の安定期治療薬

気管支喘息の治療では ICS が気管支喘息の治療薬の中心となり，LABA やロイコトリエン受容体拮抗薬（leukotriene receptor antagonist：LTRA），LAMAも組み合わせる（図❶）．これに対して，COPD では LAMA や LABA などの気管支拡張薬が治療薬の中心となり，選択順が異なる．

ICS は症状の程度に応じて低用量（フルチカゾン 200 µg／日；ブデソニド320 µg／日までなど），中用量（フルチカゾン 500 µg／日；ブデソニド640 µg／日までなど），高用量（フルチカゾン 1,000 µg／日；ブデソニド1,280 µg／日までなど）と吸入量を増やしていく．低用量の ICS で効果が不十分な場合に LABA が併用される．ICS との配合薬として使用することもできる．「喘息予防・管理ガイドライン 2018」では低〜中用量の ICS で効果が不十分な場合に LAMA が用いられる[2]．

アトピーの存在する患者では LTRA の併用もおこなわれる．内服ステロイドはこれらの薬剤の使用によっても喘息症状が改善しない場合に用いられる．抗 IgE 抗体，抗 IL-5，抗 IL-4／13 抗体なども難治性の喘息患者で用いられるようになってきた．

4. 喘息発作時に使用される薬剤

ICS や吸入気管支拡張薬などで治療を受けていても，喘息発作することがある．その場合，外来で点滴ステロイドを用いて治療され，その後，内服ステロイド（プレドニン® など）を短期間使用して発作を改善させる場合も多い（図❶，表❶）．

プレドニン® を使用する場合，筆者は初回量 20 mg／日 7 日間，その後，

POINT

● 気管支喘息治療では ICS が中心となり，LABA や LTRA，LAMA を組み合わせる．

1週間10mg／日7日間，症状消失を確認して終了とする方法をとっている．ただし，喘鳴や夜間の咳などの喘息症状が持続あるいは再発する場合はもう少しの期間使用することもある．

SABA，あるいはICS＋LABAの配合薬であるシムビコート®が症状緩和のために用いられる(symbicort maintenance and reliever therapy：SMART療法)．

▌▌▌ 呼吸器障害患者への服薬指導（経口薬・吸入薬）

症状の軽快とともに吸入薬の必要性を理解しない高齢患者もときどき認められることから，COPD，気管支喘息ともに薬剤投与が長期にわたることが多いことを理解していただく必要がある．また，注射や点滴，経口薬が「薬」と思っている高齢患者も多く，吸入薬は「目に見えない」ため，呼吸器治療薬の主体であると理解できない患者も見かける．その点を十分に説明する必要がある（図❷）．

実際，主治医は患者の理解度と聴力障害の程度に合わせて処方することになる．これらの障害がない，あるいは軽度の場合は口内の違和感など，吸入薬による副反応を聞きながら吸入薬を選択していく（図❷）．認知機能障害や聴力障害がある場合，「ミスト（霧）」として視覚的に見える薬剤の選択肢がある．薬剤の噴出が目に見えるため，吸入指導がおこないやすい．薬剤の多くは吸入薬として使われるが，認知機能低下，あるいは高度の難聴で使用法の理解や説明が聴取困難な高齢者では吸入薬の使用が困難になり，貼布型の薬剤が用いられる症例も少なくない．わが国ではテオフィリン製剤も用いられることが多く，また，LABAには該当しないが，内服β₂刺激薬（メプチンミニ®）を患者が希望することもある．効果が不十分でも，内服薬を選択せざるをえない症例もある．他疾患の処方も含め，飲み忘れを防ぐために，内服薬選択の際は高齢者では一包化が勧められる．

また，COPD急性期で腎障害惹起性レスピラトリーキノロンを使用する場合，腎機能の低下している患者では，患者および薬剤師に減量している旨，あるいは内服期間・回数を変動している旨を理解していただく．

表❶　主な薬剤一覧

LABA	サルメテロール（セレベント®），ツロブテロール（貼布：ホクナリン®），（内服：メプチンミニ®）
LAMA	チオトロピウム（スピリーバ® レスピマット®），グリコピロニウム（シーブリ®）
LAMA／LABA配合薬	チオトロピウム／オロダテロールインダカテロール配合薬（スピオルト® レスピマット®） グリコピロニウム／インダカテロール配合薬（ウルティブロ®） ウメクリジウム／ビランテロール配合薬（アノーロ®）
LAMA／LABA／ICS配合薬	ブデソニド／グリコピロニウム／ホルモテロール（ビレーズトリ™ エアロスフィア®）
ICS	シクレソニド（オルベスコ®），ブデソニド（パルミコート®） フルチカゾン（フルタイド®），ベクロメタゾン（キュバール®）など
ICS／LABA配合薬	フルチカゾン／サルメテロール配合薬（アドエア®） ブデソニド／ホルモテロール配合薬（シムビコート®） フルチカゾン／ホルモテロール配合薬（フルティフォーム®）など
テオフィリン製剤	徐放性テオフィリン（テオドール®，テオロング®）
喀痰調整薬	アンブロキソール（ムコソルバン®），カルボシステイン（ムコダイン®） フドステイン（クリアナール®），ブロムヘキシン（ビソルボン®）など アセチルシステイン
LTRA	プランルカスト（オノン®），モンテルカスト（シングレア®，キプレス®）など
マクロライド	エリスロマイシン（エリスロシン®），ロキシスロマイシン（ルリッド®） クラリスロマイシン（クラリシッド®，クラリス®）など
SABA	プロカテロール（メプチンエアー®），フェノテロール（ベロテック®）など
注射用・内服ステロイド	点滴ステロイド：デキサメタゾン（デカドロン®・デキサート®），プレドニゾロン（プレドニン®）など 内服ステロイド：プレドニゾロン（プレドニン®）など
内服抗菌薬	レボフロキサシン（クラビット®），ガレノキサシン（ジェニナック®）など

COPDや気管支喘息で使用される主な薬剤のうち，筆者が使用する頻度の高い薬剤を一覧にした．上段は長期管理薬，下段は急性増悪時使用薬を中心に記載している．　　　　（文献1〜3より改変引用）

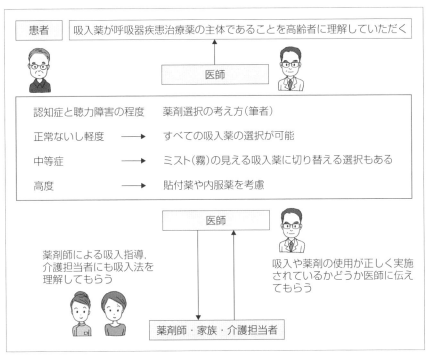

図❷　吸入指導・薬剤選択の考え方と吸入指導のチームワークの必要性

吸入薬が呼吸器疾患治療薬の主体であることを高齢者に理解していただく．そのうえで，認知症と聴力障害の程度によって吸入薬を含めた薬剤の種類の選択を考慮する．薬剤師に吸入方法を指導していただき，薬剤師や介護担当者の意見を聞きながら薬剤選択を変更・確定していく．

多職種の視点　服薬アドヒアランス

吸入手技不良により効果の実感を得られないことが，アドヒアランス低下につながる．とくにフレイル高齢者では，理解度・反射神経・握力・体力の低下など吸入手技習得の妨げとなる問題があり，患者目線で状態を把握することが重要である．補助器やスペーサーが必要と判断すれば，装着した状態から指導を開始するなど，指導内容を極力シンプルにするための配慮も必要．体動を苦にステロイド吸入後の含嗽を疎かにしがちな患者には，吸入時点を食前に変更するなどの工夫も．入院中は多職種間で吸入手技・アドヒアランス状況を共有し，退院後の自己管理が困難であれば，家族など支援者への指導も必要となる．（薬剤師・木村江理香）

表❷　ポリファーマシー，呼吸機能に影響のある薬剤など

ポリファーマシーに対する対策
呼吸器科担当医師の側
　1．他科の医師に最低限必要で最も有効な薬剤を限定していただく．
　2．呼吸器疾患の薬剤を選択する場合
　　　最も有効な薬剤を限定して処方する姿勢が必要
　　　同一の効果のある薬剤の併用を避ける．
患者の協力
　1．薬局を限定し，「お薬手帳」を作ってもらう．
　　　使用薬剤が分かり，重複処方や類似薬の処方を避けられる．
　2．診療を受ける医療機関の数を減らし，治療内容を分かりやすくしていただく．

呼吸機能に影響のある薬剤など
注意する薬剤
　1．ACE 阻害薬：咳が止まらない患者
　2．β_1非選択性のβ遮断薬：COPD，気管支喘息

ポリファーマシーに対する対策および呼吸機能に影響のある薬剤に関して説明した．

▌▌▌ ポリファーマシー，多職種連携について

1. ポリファーマシー

　高齢者は呼吸器疾患のほかに高血圧や心疾患，糖尿病などを合併している
ため使用薬剤が多くなる傾向がある．呼吸器疾患の薬剤を考慮する場合は，
同時に他科の医師にも最も有効な薬剤を限定していただく必要がある．患者
には薬局を統一し，使用薬剤が分かるように「お薬手帳」を作ってもらい，
重複処方や類似薬の処方を避けるようにする（**表❷**）．

　呼吸器疾患の薬剤を選択する場合も，最も有効な薬剤を限定して処方する
姿勢が必要である．また，同一の効果のある薬 1 剤の併用を避ける．たとえ
ば，LABA や ICS／LABA を使用する場合，LABA の 2 剤併用は避ける．これ
は気管支拡張効果が増強されないばかりでなく，動悸や手指振戦などの副反
応が出てくることがある．

表❸ 医療スタッフが実施する際のポイントや留意点

非専門スタッフが実施する際のポイントや留意点
以下を理解・留意する.
　1. 注射や点滴，経口薬が「薬」と理解している高齢患者も多い.
　2. 吸入薬がCOPDや気管支喘息治療の主体であると患者に理解していただく.
　3. 吸入薬は「目に見えない」ため，呼吸器治療薬の主体であると理解できない患者も多い.その点を十分に説明する必要がある.
　4. COPD，気管支喘息ともに薬剤投与が長期に渡ることが多い.
　5. 呼吸器疾患治療薬には急性増悪時に使用される薬剤と安定期に使用される薬剤，双方で使用される薬剤がある.
　6. 高齢者では，症状や増悪回数，患者の理解度と聴力障害の程度に合わせて吸入薬などの薬剤が処方されている.
　7. 処方されている薬剤が適切に使用されているか，変更の必要がないかをチェックし，服薬指導をくり返す必要がある.
　8. 患者には薬局を限定し，使用薬剤が分かるように「お薬手帳」を作ってもらい，重複処方や類似薬の処方を避けるようにする.

呼吸器疾患治療薬の服薬指導を高齢者に実施する際のポイントや留意点をまとめた.

2. 呼吸機能に影響のある薬剤など

　降圧薬として，アンジオテンシン変換酵素（ACE）阻害薬は気管支喘息患者における咳の程度を増強する.風邪などの後に咳が改善しない場合はアンジオテンシンⅡ受容体拮抗薬（ARB）などへの変更が必要な症例も認める（表❷）.また，気管支平滑筋の攣縮を避けるため，β_1非選択性のβ遮断薬の使用は避ける必要がある.

3. 服薬指導のポイント，多職種連携

　医療スタッフが服薬指導をおこなうにあたり，表❸を理解していただく必要がある.また，多職種連携では，薬剤師，および介護を受けている場合は家族や介護担当者に処方の内容を理解していただき，服薬指導をくり返していただく.そのうえで，処方している薬剤が適切に使用されているか，変更の必要がないかをチェックし，医師との連携を緊密にとる必要がある.

（山谷 睦雄，木村 江理香）

▊ References ▊

1) 日本呼吸器学会 COPD ガイドライン第 5 版作成委員会：COPD（慢性閉塞性肺疾患）診断と治療のためのガイドライン 2018［第 5 版］，日本呼吸器学会，東京，2018
2) 喘息予防・管理ガイドライン 2018 作成委員会：喘息予防・管理ガイドライン 2018，協和企画，東京，2018
3) 山谷睦雄：慢性気道感染症に対する治療薬をどのように使用すればよいか？　呼吸器ジャーナル **65**：602-611，2017

PART 5

地域で支える
取り組み・連携

地域包括ケアにおける
医療スタッフの役割と連携

タバコを片手に，日本の高度経済成長を担った団塊の世代の高齢化が進み，2025年の慢性閉塞性肺疾患（COPD）患者は劇的に増えると予測され，まさに common disease となっている．ここでは COPD を取りあげ解説する．医師が処方する薬だけでは地域で日常生活動作（ADL）や生活の質（QOL）を高く過ごすことはできない．呼吸器疾患こそさまざまな職種のスタッフが関与し，病状を緩和させ効果のある成果を提供する，まさに治し支える地域包括ケアが求められる．

■■■ ADL，QOL 高く地域で暮らす，治し支える地域包括ケア

COPD は肺の限局性疾患ではなく，肺・気道から全身性に炎症が惹起され，多くの併存症を引き起こす（図❶）[1]．苦しく動けないためのフレイル，高齢というフレイルで陥ったサルコペニア，内臓脂肪蓄積，これらからサイトカインが分泌され全身性炎を起こす．この病態に対し，多職種による多面的包括的呼吸ケア・リハビリテーション（以下，リハ）（図❷）[1]が必要で，在宅療養環境でおこなうものである．閉塞が強まり重症になるほど，感染や心不全というメジャーな理由でなくとも急性増悪を引き起こす（図❸）[2]．たとえば，低気圧が近づき肺内の空気が少し膨らむ，苦しくてパニックになり頻呼吸で動的肺過膨張が起こり元に戻らない．食後胃が膨らみ，または便秘で横隔膜を圧排し，ブラがひしめきあい閉塞が強まる．急性増悪で死亡率は上昇し[3]，1秒量が有意に低下する[4]．急性増悪を頻回に起こす状態では，呼吸苦は尋常ではない．急性増悪を回避し続け，慢性安定期を確立すれば，呼吸苦は緩和され，身体活動性も維持され QOL 高く暮らすことができる．また筋肉から出る炎症性のサイトカインは，身体不活動群でより有意に高く，運動をくり返すごとに低下する．筋肉の疲弊した COPD 患者に運動をさせる際に

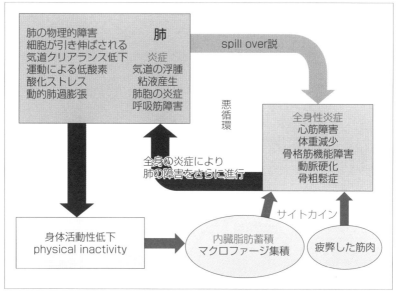

図❶　COPD の病態図

は，抗炎症戦略を併用する．運動療法にビタミン A や ω3 系脂肪酸を多く含む栄養剤[5]やスタチンを併用する．また非侵襲的陽圧換気（NPPV）との併用で IL-6 が低下した[6]との報告もある．

地域包括ケアを実現するための各スタッフの役割と連携

　呼吸苦の緩和と急性増悪の予防，早期発見・早期介入が共通のゴールである[7]．そのゴールを目指し，チームが効果的に機能できるよう，医師は病状に応じ，メンバーの役割や目標を提示する．COPD は実にユニークな疾患で，閉塞障害の程度・増悪様式・併存症・生活様式・筋力・理解力・栄養状態など個別の修飾因子が加わる．医師は，呼吸機能だけでなく，日常の身体活動性，呼吸困難感，急性増悪のパターンをとらえる．患者の COPD を知るには，外来診療のみでは不十分であり，それぞれの医療スタッフからの情報も合わせ，実際の病状に対応しつつ，その病像を把握し，患者おのおのの tailor-made care をデザインする．

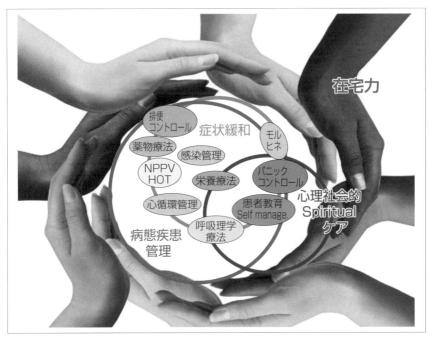

図❷　多面的包括的呼吸ケア・リハビリテーション
これらは入院しておこなうものではない. 在宅でいかにケアするか? まさに在宅ケアがメインとなる.

　訪問リハは, 患者が効果を実感できるリハをおこなえれば, 患者はリハに積極的になり, さらに効果が上がる. 夜間 NPPV を使用している方には, 運動時設定で NPPV を装着しながら運動することで動的肺過膨張が起こらずに, 強度も高く長時間の効果的な運動療法ができ有効である. また最初は, 苦しい時にリハは休みたいと希望されるが, 急性増悪時こそ, 動的肺過膨張に陥った肺に呼気介助をするだけで呼吸苦は改善するため, リハは必要である. 肺炎の時には, 急性期リハをおこない在宅で治療したほうが ADL の戻りが早いことも実感している. また全身をみる力も必要で, 腰痛が出現すれば, 腰痛に対する自主トレーニングメニューを追加できる整形外科的な視点や心疾患の合併もあり, 心リハ的視点も必要である.

　訪問看護師は ADL, APDL(家庭生活を維持するのに必要な家事動作を中心とした生活動作能力)を支え, 患者に寄り添い, 患者みずからが自分の呼吸苦に対処できるよう援助する. 安全で有効に在宅酸素療法や NPPV がおこな

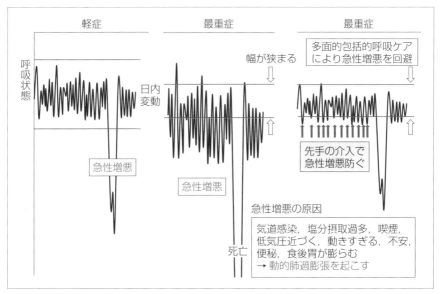

図❸ 急性増悪の早期発見・早期介入

えるように指導し援助する．また急性増悪を起こしうる状況をアセスメント
し，自己回避できるようにセルフマネジメント教育をおこなう．

　呼吸器疾患患者にはコンディショニングという，まさに呼吸が不全である
ゆえに疲弊した筋肉をもみほぐすリラクゼーションは重要であり，訪問マッ
サージ師が担当する．機能的に施術できるよう，理学療法士（PT）が指示を
出す．ある日に PT が訪問すると，空気が吸えないと訴えられ，胸郭の可動
性がかなり低下していた．実は，前週はマッサージ師が病欠，かつ，その週
は月曜日が祝日でマッサージ師が入らなかったため，コンディショニングが
できなかったといった事例もある．

　クリニックより管理栄養士を訪問させている．基本は高タンパク高カロ
リー食となるよう指導する．3 食の食事を 3 日間記録（携帯電話で写真を撮

POINT

● COPD に対する地域における医療スタッフの取り組みは，呼吸苦の緩和と急
性増悪の予防，早期発見・早期介入が共通のゴールとなる．

るなど）してもらい，冷蔵庫をチェックし，患者がおこないやすいような工夫を提案する．海藻サラダにノンオイルドレッシングではなく，良質なタンパク質であるツナを使い，マヨネーズなどで食べるように指導する．心不全増悪が起こった時には，塩分制限の必要性と調理指導をおこなう．タイムリーに指導できるように病状の変化があった際には，クリニックナースが調整する．

　訪問薬剤管理指導の利点は，吸入指導を患者の目の前でおこなえることである．飲み残し，飲み忘れがないように一包化し，お薬カレンダーを用いたりする．残薬の調整もおこなう．あらかじめ処方した薬（抗生剤，プレドニゾロン，利尿薬など）を，急性増悪時アクションプランとして服用する．

　急性増悪の早期は，動く際にいつもと違う呼吸苦を感じる．ヘルパーやデイサービスのスタッフ，訪問入浴サービス担当者にも，動く際いつもと違う呼吸苦を感じているような際には連絡をもらうように通達している．

　チームスタッフが病状の変化を見つけても，医師と連絡がつかず，即対応できないチームでは困る．当院ではクリニックナースが円滑なチームワークのために重要な役割を果たす．訪問診療に同伴した看護師が，病状の変化に対する新たな介入，指示すべきことなどを在宅チームメンバーに連絡したり，スタッフからの連絡には，そのナースの判断で，または医師に聞いて応答している．それにより患者の変化に対して迅速な対応が可能となる．NPPVを在宅で導入した際も，訪問看護師に同行訪問し指導をおこなうなど，スーパーバイザー的な役割も果たす．高度なコミュニケーションスキルが必

多職種の視点　訪問リハより

いつも自主トレで，午後に1時間外出するCOPD患者が，冬になり苦しくて外出できなくなった．実は，冬に厚着になりリュックの紐が相対的に短くなって，胸郭を拘束していた．単にリュックの紐を緩めるだけで苦しくなく外出できた．気づかなければ，冬の間中引きこもり下肢筋力が低下していただろう．実生活の場でこそ，労作時の動的肺過膨張の予防の仕方（労作前のSABAアシストユースや呼吸法）を指導できる．一つ一つ患者の呼吸苦に寄り添い解決することで，呼吸苦が出現した際には即相談できるような信頼関係が構築できる．（理学療法士・横田直子）

要である.

　地域包括ケアにかかわる医療スタッフは，患者が COPD を患いながら地域で生き抜くことを支えるよき伴走者，トップアスリートを支えるコーチ陣のようだと実感している.

（武知 由佳子）

▌ References ▌

1）武知由佳子：在宅における呼吸ケア・リハビリテーション.日呼吸ケアリハ会誌 **26**：169-176, 2016

2）武知由佳子ほか：在宅療養支援診療所での包括的 COPD ケアの実際.日呼吸ケアリハ会誌 **25**：193-196, 2015

3）Soler-Cataluña JJ *et al*：Severe acute exacerbations and mortality in patients with chronic obstructive pulmonary disease. *Thorax* **60**：925-931, 2005

4）Donaldson GC *et al*：The relationship between exacerbation frequency and lung function decline in chronic obstructive pulmonary disease. *Thorax* **57**：847-852, 2002

5）Sugawara K *et al*：Effect of anti-inflammatory supplementation with whey peptide and exercise therapy in patients with COPD. *Respir Med* **106**：1526-1534, 2012

6）Hannink JDC *et al*：Non-invasive ventilation abolishes the IL-6 response to exercise in muscle-wasted COPD patients：A pilot study. *Scand J Med Sci sports* **24**：136-143, 2014

7）Management of Stable COPD. 2018 Global Strategy for Prevention, Diagnosis, and Management of COPD. Global Initiative for Chronic Obstructive Lung Disease, 2018, pp.79-80

2 地域資源の活用

医師以外は介護保険の要介護認定の意見書を書くことができないが，医師であれば診療科にかかわらず誰でも書くことが許されている．医師は何科であっても患者や家族の地域生活の視点に立った対応を求められる時代になってきている．

▮▮▮ 呼吸機能障害に対するリハ
―医療から介護・福祉へ移行のタイミング

医療保険の呼吸リハビリテーション料は，治療開始日から起算して 90 日以内の間に限り算定可能とされているが，慢性閉塞性肺疾患（COPD）の患者さんで，治療を継続することにより状態の改善が期待できると医学的に判断される場合，90 日を超えての算定が可能である．しかし，医療者主導の個別リハを続けていても，介入から長期間が経つと同じようなアプローチでは効果が得られなくなってくる．その時期では医療者主導による「やってもらうリハ」ではなく，セルフメンテナンスが中心の「自分でやるリハ」が重要になってくる．

そのため，介護保険のリハへの移行が考慮されるのは，呼吸障害により日常生活動作に支障をきたす状態が，ある程度急激な改善を得た後，非常にゆるやかな改善～維持を目指す段階になった時期である．目安として，呼吸法や呼吸苦への対処法，加えて日常生活動作の指導が進み，患者自身でセルフメンテナンスができるようになった時期に介護保険や福祉サービスなどの場への移行を考える．

POINT

● 呼吸リハでは患者の改善が横ばいになった時期やセルフメンテナンス修得時などに，医療保険から介護保険のリハへの移行なども考慮していく．

■ 各種地域資源（介護・福祉サービス）の活用と連携のコツ

1．介護保険サービスの活用

介護保険のリハは主に通所リハ（デイケア）と訪問リハがある．導入には本人や家族からケアマネージャーに導入主旨を伝えて，進めてもらうことが多い．進める際に医師の指示書などを要する．

通所リハ（デイケア）では集団での活動が中心となる．呼吸苦に対する対処方法を指導しながら，見守りの下での活動の場としても利用してもらっている．自宅にこもりがちな COPD 患者さんでも，自宅以外の場所での活動ができたことから外出への意欲や自信を取り戻す契機となるケースもある（図❶）．介護保険でのリハビリテーションも漫然とおこなうものではなく，目標を設定し，保険制度のリハ以外の方法でも目的が達成される時期になれば終了（卒業）になる．

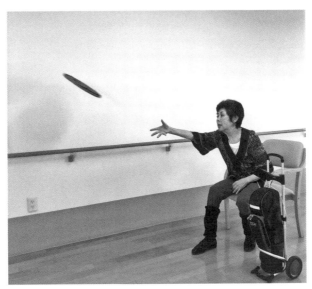

図❶　通所リハでのフリスビー
活動の一つの例として，座位のままで軽い力でも比較的遠くへ飛ばせる「フリスビー」などもおこなっている．楽しくできる活動や「私でも意外にできた」という活動は，外へ出る自信にもつながる．

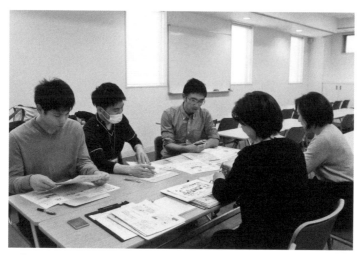

図❷　当クリニックスタッフと社会福祉協議会スタッフとの連絡会
当クリニックの地域を管轄する地域センター内の社会福祉協議会スタッフと具体的
な活動や利用したい患者像などを共有すべく，顔の見える関係を心がけている．

2．福祉サービスの活用

　医療・介護のリハを卒業しても活動を続けないと本人の能力の低下が危惧
される場合は，地域での定期的な活動の場を紹介することも考慮する．この
場合，地域の行政機関，社会福祉協議会，自治会や高齢者クラブなどの自主
的なグループのおこなっている活動に参加していくことが有効になる．

　行政や自主グループが有用な活動をおこなっていても，「同じような名前
なのに異なる活動」や「違う名前なのに似た活動」などが整理されておらず，
分かりにくいことが多い．いくつかの地域の窓口に直接相談に行くとスムー
ズであり，当クリニックでも地域の方々との顔の見える関係を心がけている
（図❷）．

POINT

● 介護保険，福祉サービス，身体障害者手帳など，利用可能な地域資源の特性を
　知り，連携しながら包括的サポートを提供する．

介護保険・身体障害者手帳の申請するタイミング

　患者さんがどのような状態であれば，介護保険の要介護認定や身体障害者手帳が取得できるのかを知っておけば，適切なサポートへつなぐことができる．

1．介護保険の認定基準[1]

　厚生労働省のホームページの「介護保険制度における要介護認定の仕組み」を簡易な表現にすると以下のようになる．

- **要支援状態**：日常生活上の基本的な動作（出された食事を食べる，歯を磨く，着替える，トイレに行くなど）については，ほぼ自分でおこなうことが可能であるが，手段的日常生活動作（炊事，掃除，買い物，公共交通機関利用など）について何らかの支援を要する状態．

- **要介護状態**：日常生活上の基本的な動作についても，自分でおこなうことが困難であり，何らかの介護を要する状態．

2．身体障害者手帳の認定基準[2]

　「呼吸機能の障害により日常生活がどの程度制限されるか」を臨床所見とし，目安となる「予測肺活量1秒率」と「動脈血O_2分圧」が示されている（表❶）．

多職種の視点　医療・介護連携の実際

患者さんが介護保険サービスを受ける場合，担当の介護支援専門員を中心とした多職種チームで患者さんをサポートする．必要に応じて訪問リハや通所リハがチームに入ることになる．各サービスは介護支援専門員の立てるケアプランに沿って実施される．チームはケアプランの方針や目標を共有し，個々の支援計画を立てる．医療職はケアプランの目標が適切に立てられるよう，医学的な立場から，分かりやすく情報提供をする必要がある．また，計画書や報告書，担当者会議などの機会に情報や目標を見直し，共有，連携を図っていく．（言語聴覚士・渋谷理恵）

表❶ 身体障害者手帳の認定基準

等級	臨床所見（呼吸器の機能の障害により）	予測肺活量1秒率	動脈血O₂分圧
1級	自己の身辺の日常生活活動が極度に制限されるもの	20%以下	50 Torr 以下
2級	該当なし		
3級	家庭内での日常生活活動が著しく制限されるもの	20〜30%	50〜60 Torr
4級	社会での日常生活活動が著しく制限されるもの	30〜40%	60〜70 Torr

　自分がみている患者さんが当てはまりそうであれば，居住地の市役所・区役所などの障害者福祉課や障害者福祉相談窓口などに「当該患者が手帳を取った場合のメリット」を聞いてみるとよい．手当，助成，給付などがどの程度受けられるかは，世帯の所得により異なる場合が多く，一概には言えない．

（和田 真一）

■ References ■

1) 厚生労働省 高齢者介護研究会：H15/06/26 報告書「2015 年の高齢者介護〜高齢者の尊厳を支えるケアの確立に向けて〜」．参考（3）介護保険制度における要介護認定の仕組み．3「2015 年の高齢者介護」
http://www.mhlw.go.jp/topics/kaigo/kentou/15kourei/sankou3.html
2) 厚生労働省：A：呼吸器機能障害，内臓の機能障害．身体障害者障害程度等級表の解説（身体障害認定基準）について，p.18
http://www.mhlw.go.jp/stf/seisakunitsuite/bunya/hukushi_kaigo/shougaishahukushi/shougaishatechou/

PART 5　3　各療養の場における患者サポート

▍▍▍ 入院（病棟）・退院支援における患者サポート・留意点

　最近の社会背景から病院においては入院期間の短縮が進み，医療従事者は目の前の病気を治すことばかりに注意が向く傾向にあるが，高齢者の場合はフレイル対策も含めて包括的な評価とケアが必要である．もともと慢性閉塞性肺疾患（COPD）などの慢性呼吸器疾患では，病気の悪化を防ぐために，栄養，運動などの生活習慣を適切に自己管理することが重要であるが，とくに病気の増悪が起きている状況では，身体的フレイルに直結する低栄養や身体活動性の低下に留意する．まず陥りやすい栄養の問題では，息切れや腹満感などが原因となって十分な食事量が摂取できないことが多いため，1回の食事量を減らし回数を増やす，一口量を減らすためティースプーンを使う，肘をついて食べるなど，個々の症状に応じた食事法を指導する（表❶）[1]．また，増悪時の呼吸困難や入院中の安静により日常生活動作（ADL）が低下してしまうことがある．一度低下した活動度はもとに戻るまで長い時間を要したり，回復できなくなることもあるため身体活動性を維持できるよう指導する．入院生活のなかにも散歩を取り入れるなど，患者とともに1日のスケジュールを作ってみるのもよい．活動時の低酸素血症に注意しながら，ゆっくりと動作をおこなうこと，歩行のリズムや休息の取り方などを体得することができると，退院後も患者自身が継続しやすくなる．

　高齢者ではとくにスムーズな社会復帰のために，入院早期から退院に向けた目標の設定と計画の立案が必要である．退院後も医療，保健，福祉の総合的な支援を要することがある．①酸素や点滴などの医療的要因，②ADL低下などの身体機能，③認知症・うつなどの精神機能，④住居環境・経済的困窮などの社会的要因，⑤介護者・介護力などの家庭環境要因等を視点に退院支援が必要かを判断する．まずは自宅へ退院できるかどうかを評価し，可能な

表❶　食事中の呼吸困難緩和の指導

食欲不振	エネルギーの高い食事から食べる 可能なかぎり好きな食物を取り入れる 食事回数を増やす 呼吸器疾患と栄養の意義を理解させる 食べられる量を一皿に盛り分ける 栄養補助食品の利用
すぐに満腹	エネルギーの高い食事から食べる 食事中の水分摂取を控える，炭酸飲料は避ける 冷たい食事のほうが満腹感が少ない
息切れ	食事の前に十分な休息をとりゆっくりと食べる 気管支拡張薬の使用，食前の排痰 咀嚼中の口すぼめ呼吸，食事中の姿勢，軽い食器の利用 食事中の酸素吸入量の検討
疲労感	食事前の十分な休息 食事の準備に手間をかけない 食事中の動作の単純化 疲労感の少ない時間帯にできるだけ食べる
腹満感	息切れを緩和して，空気の嚥下を避ける 少量ずつ回数を増やす 急いで食べない ガスを産生する食物，食材を避ける
便秘	適度な運動と繊維質の多い食事
歯周病	適切な歯科の治療，口腔ケア

（文献 1 より引用）

限り地域包括ケアシステムの目的とする「住み慣れた地域で，自分らしい暮らし」を維持できるよう支援したい．そのためには，家族の意見だけでなく，患者本人の意思を尊重した話し合いを重ねることが大切である．また，医療従事者は介護予防の視点をもち，基本チェックリストなどを使用して総合的に評価し，積極的に地域包括支援センターによる介護予防事業の活用を勧める．

在宅（訪問看護）・外来通院での患者サポート・留意点

　在宅療養では重度のフレイルの状態におかれている患者が多く，より増悪管理が重要となってくるため，増悪の徴候である発熱の有無，痰の増量，息切れの増強，浮腫に注意し，症状がみられた時は医療機関を受診するよう勧める．病気が安定している時は，できるだけ活動することを目標とし，歩数計・活動量計などを利用して活動量を可視化すると状況が把握しやすい．決められた運動プログラムよりも，家事や庭仕事など日常生活での動作活動を増やすことが効果的であるため，患者とともに生活環境や生活習慣に合わせた行動目標を立てる．活動時の息切れについては，ボルグスケール3程度の負荷がよいとされているため，口すぼめ呼吸や歩行に同調した呼吸法やパニックコントロールを指導し，適切な活動量まで安心して身体活動性を高めるよう勧める．さらに活動的な生活を維持するためには，口腔の状態を観察し栄養摂取の問題はないか，閉じこもりや独居などの社会的な問題はないか，多面的なアセスメントが必要である．訪問看護や訪問リハは患者の生活の場に介入することになるため，より詳細な情報収集ができ，個別プランを組み立てることができるため患者の主体的な行動につなげやすい．長年の生活習慣を変容することは容易なことではなく，やみくもな改善策は継続が難しいため，達成可能な目標を設定し（**表❷**）[1]，小さなステップをくり返し達成していくことが自己効力感を高める．

　外来通院は長期間にわたり継続されるため，疾患の適切な管理と要介護状態のリスクを見出し予防することができる．短時間の外来診療のなかでも動作が緩慢ではないか注意深く観察する，「外出するのが億劫ではないか」「どのくらいの距離を歩けるか」「食事が進まないということはないか」などの簡単な問診をとおして些細な変化に気づくことが可能である．また，外来待ち時間を利用して，高齢者総合的機能評価（CGA）などをスクリーニングする

POINT

● 包括的な評価のために，医療従事者や福祉従事者による介入ができるようさまざまな社会資源の活用を積極的に勧める．

表❷　目標設定の条件：SMART の原則

Specific	具体的であること
Measurable	測定可能であること
Achievable	達成可能であること
Realistic	現実的であること
Timely	期限設定があること

（文献 1 より引用）

とよい．さらに，患者自身が知識をもち，うまく自己管理が続けられるよう
目標設定と評価，承認など可能な限り患者教育とサポートシステムを構築す
ることが望ましい．たとえば，自己管理日誌に食事量や体重，活動の目安と
なる歩数を記録し成果を可視化する方法などがある．病棟と外来の連携に
よって看護外来を運営すると，入院時の患者教育が退院後の日常生活に有効
であったのか，医療者側も評価することができ指導の改善に効果的である．

（高橋 純子）

▌ References ▌

1）日本呼吸ケア・リハビリテーション学会呼吸リハビリテーション委員会ほか：患者教育のプロセ
　スに従った展開方法．呼吸リハビリテーションマニュアル―患者教育の考え方と実践―，照林社，
　東京，2007

POINT

● 患者は入退院をくり返し，長い経過をたどることが多いため，患者本人と，病
　棟・外来・在宅などの関係者間で目標やその他の情報共有を徹底する．

4 老健施設におけるフレイル対策

▐▌ 医療モデルと生活モデル

　医療法（第1条の2第2項）に医療提供施設に関しての記述があり，介護老人保健施設（以下，老健）は病院などと同じ"医療提供施設"に分類されている．しかし，病院や診療所と異なり，老健は介護保険法で規定され，報酬体系も介護報酬に則っている．しかし，その他の介護施設と異なり，医師や看護師，薬剤師，管理栄養士，リハビリテーション（リハ）専門職などの医療専門職の配置が求められている．提供する医療は所定疾患療養費（肺炎・尿路感染症・点滴が必要な帯状疱疹）や緊急時治療管理以外のほとんどは基本報酬のなかに丸め込まれている．つまり，喀痰吸引などの日常的な医療や毎日服用する薬剤などは通常の施設サービス費に包括されている．またリハ専門職の配置もあることから，短期集中リハや認知症短期集中リハのようなリハビリテーションなどの加算項目はあるものの，生活リハとしての機能訓練などは施設サービス費のなかに包括されている．しかし提供された医療行為などはすべて介護報酬から支払われることから，いわゆる病院や診療所で提供されているものとは，その財源が異なってくる．

　表❶をご覧いただきたい．一般に医療モデルと生活モデルと対比されるものだが，これらは対立モデルではなく考え方としてのモデルになる．一般に医療モデルとは病医院で展開される"治療行為"に光を当てたものであり，施設や居宅などで提供される介護サービスなどは"生活モデル"と称される．医療モデルでは根拠にもとづいた医療（evidence based medicine：EBM）による医療提供が求められるのに対し，生活モデルではケアマネジメントに根拠を求める．現在，厚生労働省では介護の科学化と称して，介護の世界にもエビデンスを追求していく動きが出てきている．これが実現できれば根拠にもとづくケア（evidence based care：EBC）とでも称されるのであろうが，そ

123

表❶　「医療モデル」と「生活モデル」の対比

	医療モデル（急性期モデル）	生活モデル（介護期モデル）
目的	疾病の治癒，救命 Life＝"命"	生活の質（QOL）の向上 Life＝"生活"そして"人生（生き甲斐）"
目標	健康 疾病になる前の状態へ	自立（自己決定にもとづき，自己資源を強化し，社会的生活を送る） 自己実現，生き甲斐の模索と達成
主たるターゲット	疾患 （生理的正常状態の維持）	障害（日常生活上の支障・困りごと） 〔日常生活動作能力（ADL）の維持〕
主たる場所	病院（診療所）	社会（地域・家庭・生活施設）
チーム	医療従事者 （命令・指示） オーダー型	異職種（保健，医療，福祉，介護など） （協力・協働） カンファレンス型
対象のとらえ方	医療モデル：機能障害 （病因―病理―発現）	生活モデル：能力障害 （ICF：国際生活機能分類）
適用期	急性期（短期間・cure 期）	急性期以外（長期間の可能性・care 期）
手法や手段	EBM（evidence based medicine）	ケアマネジメント evidence の構築が求められる

れまでは徹底したケアマネジメントによりケアの質の担保が求められる．分かりやすい対比として，医療モデルでは機能障害に，生活モデルでは能力障害にスポットが当てられる．生活モデルでは「何ができないのか」ではなくて「何ができるのか」に焦点を当てて考えることが通常である．そして，医療モデルの目標は，疾患に罹患する前の状態に戻すことであり，生活モデルでは本人の自立支援に向けた生き甲斐の実現であり，自己実現に向けた支援ということになる．1分1秒を惜しんでの質の高い医療の提供により「命を守る」のに対して，年月をかけて本人の「自己実現の達成」に寄与するという両者の相違をしっかりと理解することが，介護施設でのフレイル対策を考えるうえでの出発点になろう．

【根拠法】介護保険法

第8条（定義）
　介護老人保健施設とは，要介護者に対し，施設サービス計画に基づいて，看護，医学的管理の下における介護及び機能訓練その他必要な医療並びに日常生活上の世話を行うことを目的とする施設

改正　　　　　　　　　　　（平成29年6月2日公布）

第8条（定義）
　介護老人保健施設とは，要介護者であって，主としてその心身の機能の維持回復を図り，居宅における生活を営むための支援を必要とする者に対し，施設サービス計画に基づいて，看護，医学的管理の下における介護及び機能訓練その他必要な医療並びに日常生活上の世話を行うことを目的とする施設

【省令】介護老人保健施設の人員，施設及び設備並びに運営に関する基準　（厚生省令第40号）
（平成11年3月31日）

（基本方針）
　第一条　介護老人保健施設は，施設サービス計画に基づいて，看護，医学的管理の下における介護及び機能訓練その他必要な医療並びに日常生活上の世話を行うことにより，入所者がその有する能力に応じ自立した日常生活を営むことができるようにすることとともに，その者の居宅における生活への復帰を目指すものでなければならない.

図❶　介護老人保健施設の定義

▌▌▌ 老健に求められるもの

　平成30年度診療報酬・介護報酬同時改定で，老健に求められる機能が明確になった．これは平成29年度に介護保険法の改定により，老健の定義が変わったことを受けてのものである．図❶にあるように「居宅における生活を営むための支援を必要とする者」に対して老健はサービスを提供することと追記してあり，これは「在宅復帰」よりも上位の概念である「在宅支援」をする施設と定義されたのである．これを受けて，今回の同時改定では，老健の基本機能として図❷にあるような10の項目があげられたのである．①在宅復帰率と②ベッド回転率は従前のものと同じだが，アウトカム評価としては明瞭なものである．③入所前後訪問指導と④退所前後訪問指導は在宅サービスを目指すうえでの必要なプロセスとして重視されたものであり，⑤居宅サービス数は訪問リハ，通所リハ，短期入所療養介護という老健が提供する3つの在宅サービスの実施状況を問うているものになり，実際の居宅支

	超強化型 在宅復帰・在宅療養支援機能加算（Ⅱ）	在宅強化型	加算型 在宅復帰・在宅療養支援機能加算（Ⅰ）	基本型	その他型 （左記以外）
在宅復帰・在宅療養支援等指標（最高値：90）	70以上	60以上	40以上	20以上	左記の要件を満たさない
退所時指導等	要件あり	要件あり	要件あり	要件あり	
リハビリテーションマネジメント	要件あり	要件あり	要件あり	要件あり	
地域貢献活動	要件あり	要件あり	要件あり	要件なし	
充実したリハ	要件あり	要件あり	要件なし	要件なし	

在宅復帰・在宅療養支援等指標： 下記評価項目（①〜⑩）について，項目に応じた値を足し合わせた値 （最高値：90）						
①在宅復帰率	50%超	20	30%超	10	30%以下	0
②ベッド回転率	10%以上	20	5%以上	10	5%未満	0
③入所前後訪問指導割合	30%以上	10	10%以上	5	10%未満	0
④退所前後訪問指導割合	30%以上	10	10%以上	5	10%未満	0
⑤居宅サービスの実施数	3サービス5		2サービス3		1サービス2	0サービス0
⑥リハ専門職の配置割合	5以上	5	3以上	3	3未満	0
⑦支援相談員の配置割合	3以上	5	2以上	3	2未満	0
⑧要介護4又は5の割合	50%以上	5	35%以上	3	35%未満	0
⑨喀痰吸引の実施割合	10%以上	5	5%以上	3	5%未満	0
⑩経管栄養の実施割合	10%以上	5	5%以上	3	5%未満	0

評価項目	算定条件
退所時指導等	a：退所時指導 入院者の退所時に，当該入所者やその家族等に対して，退所後の療養上の指導を行っていること． b：退所後の状況確認 入所者の退所後30日以内に，その居宅を訪問し，又は指定居宅介護支援事業者から情報提供を受けることにより，在宅における私生活が1月以上継続する見込みであることを確認し，記録していること．
リハビリテーションマネジメント	入所者の心身の諸機能の維持回復を図り，日常生活の自立を助けるため，理学療法，作業療法その他必要なリハビリテーションを計画的に行い，適宜その評価を行っていること．
地域貢献活動	地域に貢献する活動を行っていること．
充実したリハ	少なくとも週3回程度以上のリハビリテーションを実施していること．

図❷　介護老人保健施設　在宅復帰・在宅療養支援機能に対する評価

援の有無を評価するものになっている．⑥リハ専門職と⑦支援相談員の配置数は，ストラクチャーとして老健の在宅復帰に向けた大切な役割を担う2つの専門職の配置を重視したものになっている．⑧要介護者4と5の割合，⑨喀痰吸引の割合，⑩経管栄養の割合の3つは，しっかりと介護ならびに医療の重度者を受け入れたうえでの評価をおこなう…というものである．これらから読み取れるものは，要介護度も高く医療依存度の高い利用者をしっかりと受け入れること，そのうえでケアマネジメントやリハビリテーション機能をしっかりと発揮することにより利用者の日常生活動作（ADL）を高めること，さらに在宅支援をしっかりおこなうことによって実際に自宅への復帰を実現することこそが，老健の基本的な役割であり，こうした機能をしっかり果たした施設に対してはそれに応じた報酬としての評価も5段階に区分して明確にメリハリをつけたものとなっている．逆にいえば，このような機能を発揮しない老健は「その他型」と称されて，低い報酬に甘んじなければならなくなった．

さらに，「排泄に介護を要する利用者への支援に対する評価」が創設され，多職種が協働して支援計画を作成し，その計画にもとづいた支援をおこなった場合に新たな評価が設けられた．これは，在宅復帰には排泄機能の低下がネックになることが多いことから，排泄機能に焦点を当てて排泄機能の改善を図るものといえる．さらに，重度者の受け入れは褥瘡発生のリスクが高くなることから，「褥瘡の発生予防のための管理に対する評価」が新設された．全入所者に対して褥瘡発生のリスクをモニタリングし，褥瘡ケア計画書を多職種で立案するとともに褥瘡管理を実施することとなっている．このようなさまざまな施策によって，在宅復帰に資する活動ができるような施設を少しでも増やしたいという思惑がしっかりと読み取れるものと思われる．

老健におけるフレイル対策

一般に老健にはさまざまな疾患構造の入所者がいる．その多くは脳血管疾患や認知症，神経難病などを患う方々が多いが，慢性閉塞性肺疾患（COPD）や気管支喘息，肺性心など呼吸器関連疾患の利用者も少なくない．酸素吸入が必要な入所者は在宅酸素の機器を療養室に持ち込み，その他の入所者と同じく入所生活を送ることが可能である．入所中に喘息発作を起こすこともある．そのような場合には，医師の診察のもとに吸入療法や点滴治療などを受けることが可能な施設もあるが，重症喘息発作の場合には協力医療施設への搬送が余儀なくされる場合もある．誤嚥性肺炎も高齢者には頻繁にみられる．平成24年度の介護報酬改定以来，肺炎に対しては所定疾患治療費が算定でき，老健内での抗生剤の投与などがおこないやすくなっている．これは，認知症などを患う利用者が病院に搬送されるだけでBPSD（周辺症状）が悪化することを防ぐ意味合いからも，老健内で治療可能なものは病院搬送せずに治療をしてほしい…という意味合いが込められたものとなっている．平

POINT

● 医師や看護師，リハビリ専門職などの多職種が存在する老健施設では，フレイル対策を含めた地域包括ケアに果たす役割は大きい．

127

成 30 年度の同時改定では，この所定疾患加算がより大きく変更されたことからも，重要性が意味される．こうした呼吸器関連疾患に対する治療以外に，肺機能だけでなく全身の臓器の廃用症候群に陥った利用者も少なくない．このような場合には，リハ専門職のリーダーシップのもと，生活リハが提供される．就寝している時の体位交換や排泄支援にはじまり，起床後のさまざまな生活場面での生活援助やリハビリテーションの提供，個別や集団でのレクリエーションの提供などにより，心身機能の改善を図る取り組みになる．

しかし，老健の入所者の重度化は年々高まりつつあり，平均要介護度が 4 を超える施設も出てきている．このような重度障害者のケアは，フレイル対策というよりも軽度化に向けた支援でもあり，自立に向けた援助となる．重度化防止がフレイル対策の一番のスタートラインとすると，入所者対策ではなく，多くの老健が併設している通所リハでの重度化対策であろう．今回の平成 30 年度介護報酬改定では，通所リハ部門が大きく変わった．まずはその通所利用時間の枠組みが従来よりもきめ細かくなり，1 時間単位での点数化になった．そのうえでリハビリテーションマネジメント加算を（Ⅰ）から（Ⅳ）まで増やすだけでなく，医師の関与を明確に位置づけたものとなった．通所リハを利用する目的に加え，サービス利用の留意事項，中止の基準，負荷量などを医師がしっかりと関係職種に指示をすることが求められるようになった．そして，通所リハをやりっぱなしではなく，その結果の評価としてのアウトカム評価を，VISIT というデータを提出することにより今後のエビデンスを求めることも付け加えたのである．こうした通所リハ機能を単なるレスパイト利用としての利用ではなく，状態をよくする機能，そしてフレイルを予防する機能としてしっかりと運用できるようなプロセスがしっかりと規定されたといっても過言ではない．地域包括ケア体制の構築が各市町村単位で求められているが，住み慣れたわが家・地域で少しでも長く住み続けるためには，病医院や地域の介護施設，保健機能などがシームレスに連携することは重要だが，全国に 4,000 ヵ所存在する老健には，医師や看護師，リハ専門職などの多職種が存在し，地域の生活者により近い存在である．この老健が地域に開かれた活動をおこなうことができれば，病医院の専門的な治療を日常の生活レベルに落として展開することが可能になるものといえよう．

フレイル対策にはさまざまな関連機関が連携することの大切さは自明であるが，生活者の立場により近い老健に期待されるものは多大であることを各老健側も自覚したいものである．

（折茂 賢一郎）

付録 知っておきたいフレイル・ロコモ・サルコペニアの概念

　フレイル・ロコモティブシンドローム（ロコモ）・サルコペニアは，超高齢社会を迎えたわが国において，要介護状態に至る最も重要な因子・病態として位置づけられる．詳しくは本シリーズ①の「フレイルとロコモの基本戦略」を参照されたいが，ここではその概念を簡単にまとめる．

▌▌▌ フレイルの基本知識

　高齢化の進行とともに介護を必要とする高齢者が急増している．健常な状態から要介護状態への移行は脳卒中による場合などが代表的であるが，わが国では人口の高齢化により疾病構造が変化し，近年はフレイルやロコモに関連した事象により要介護に至るケースが増えている．

　フレイルとは高齢期に心身の機能が低下し要介護に移行しやすい状態，すなわち要介護の前段階にあたる概念である（図❶）[1]．①身体的な衰え，②精神・心理的な衰え，③社会性（社会参加）の衰えの3要因からなり，これらが相互に影響し合い，負のアウトカムを形成する（図❷）．重要なポイントとして，このフレイルの段階でしかるべき対応をおこなえば健常な状態への改善が見込める「可逆性」を有する点である．フレイルの用語は英語のfrailtyに由来する．これまで「虚弱」などの訳が用いられてきたが，不可逆性のイメージがあり可逆性であることを強調するために，また国民への普及・啓発の観点からも名称の変更が検討され，2014年に日本老年医学会より「フレイル」を用いることが提唱された．

　現在，世界的に最も使用されているフレイルの指標はFriedの診断基準（CHS基準）であり，①体重減少，②歩行速度の低下，③筋力低下，④疲労感，⑤活動量の低下の5項目からなり，該当項目3つ以上でフレイル，1〜2つでプレフレイルとされている．

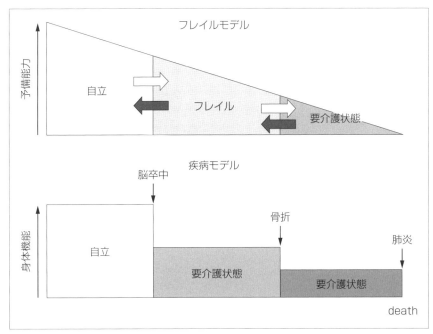

図❶ 要介護に至るフレイルモデルと疾病モデル

（文献 1 より作成）

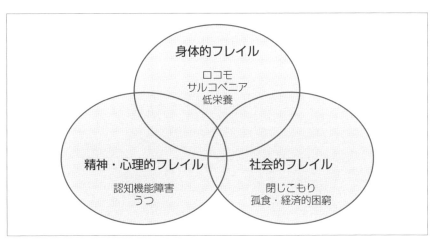

図❷ フレイルの多面性
フレイルは，身体的，精神・心理的，社会的要因からなる．適切な介入・支援により，生活機能の維持
向上が可能

131

ロコモ・サルコペニアの基本知識

　ロコモは「運動器の障害によって，移動機能が低下した状態」と定義され，2007年に日本整形外科学会から提唱された．筋肉や骨，関節などの運動器に何らかの障害が起こり，「立つ」「歩く」といった運動器の機能が低下した状態を指す．進行すると自立した生活が損なわれ，要介護リスクが高まる．ロコモは，身体的フレイルと類似する概念と言えるが，移動機能を主要アウトカムとして扱い，関節や脊椎の障害などが強調されている．ロコモの原因は，サルコペニア（筋力の低下），バランス能力の低下（平衡機能の低下）などの加齢に伴う運動器の機能不全に加えて，高齢者に多くみられる運動器の疾患（骨粗鬆症，変形性脊椎症，変形性関節症）などがあげられる（図❸）[2]．

　サルコペニアは，ギリシア語のサルコ（sarx，筋肉）とペニア（penia，減少）を組み合わせた造語である．「高齢期にみられる骨格筋量の低下と筋力もしくは身体機能（歩行速度など）の低下」と定義され，筋量や筋力が低下することでバランスを崩し転倒・骨折を招来する．サルコペニアはフレイルやロコモの重要な構成要因である．低栄養，筋力低下，活動量低下，易疲労感，体重低下といった一連の負のスパイラルが形成される「フレイルサイクル」のなかで，サルコペニアはその中核をなす（図❹）[3]．また，運動器の機能不全にもサルコペニアは関与しロコモの原因疾患の一つにあげられる．

　フレイル・ロコモ・サルコペニアの概念は一部オーバーラップがみられるが，高齢期の身体機能や生活機能低下の予防を目的としている．今後，種々の臓器あるいは疾患とのかかわりについても認識を深める必要があり，医師のみならず多職種で連携を取り合うことが重要となる．

■ References ■

1) 葛谷雅文：超高齢社会におけるサルコペニアとフレイル．日内会誌 **104**：2602-2607，2015
2) Nakamura K：The concept and treatment of locomotive syndrome：its acceptance and spread in Japan. *J Orthop Sci* **16**：489-491, 2011
3) Xue QL *et al*：Initial manifestations of frailty criteria and the development of frailty phenotype in the Women's Health and Aging Study II. *J Gerontrol A Biol Sci* **63**：984-990, 2008

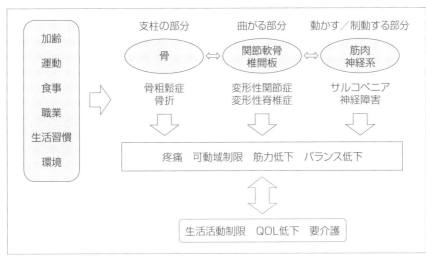

図❸　ロコモティブシンドロームの構成要素

（文献2より改変引用）

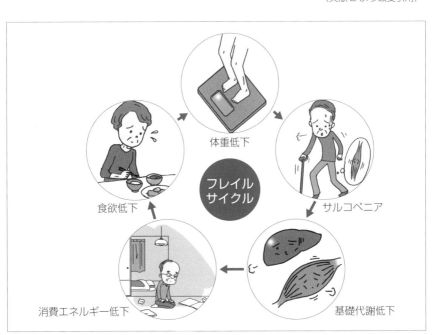

図❹　フレイルサイクル

サルコペニアはフレイル・ロコモの重要な構成要素である．サルコペニアとそれに伴う筋力低下，活力低下，低栄養，活動度低下など互いに悪循環・連鎖を形成し，要介護状態への進行につながる．

（文献3より改変引用）

索 引

フレイル対策シリーズ ③
呼吸器系と健康長寿・フレイル対策

2020年3月5日　第1版第1刷発行©　　　　定価（本体2,900円＋税）

監修者●葛谷　雅文
楽木　宏実
編集者●海老原　覚
発行者●鯨岡　哲

発行所　株式会社　先端医学社
〒103-0007　東京都中央区日本橋浜町2-17-8
浜町平和ビル
電　話（03）3667-5656（代）
Ｆ Ａ Ｘ（03）3667-5657
http://www.sentan.com
E-mail：book @ sentan.com
振　替　00190-0-703930
印刷・製本/三報社印刷株式会社

乱丁・落丁の場合はお取替いたします.　　　　　　　　　Printed in Japan

ISBN978-4-86550-451-4　C3047　￥2900E